中医中药里的养生精华

张清华　连汝安　主编

中国社会出版社

《中医中药里的养生精华》
编委会名单

主　编： 张清华　连汝安

副主编： 陈　枫　王立银　万爱华　胡　成

编　者： 沙　杭　李丁川　张亚清　张俊哲　王伟夫
衣志勇　石克荣　杨　亮　李元发　蒋知新
夏爱祥　周　健　高丽南　戴　洪　高　峰
刘加强　张家胜　张尧成　李文军　顾玉良
霍根正

·前　言·

祝贺《中医中药里的养生精华》出版发行，并对主编和各位作者弘扬中国传统养生文化，促进健康事业发展的精神和作为表示敬意！

健康长寿是每个人的追求和愿望。而提高全民族的健康素质，既是我国实现全面建设小康社会的一个重要指标，也是我们国家实现经济和社会不断发展与进步的可靠保证。

就在我为本书写序的时候，从媒体报道得知，“2006年人才蓝皮书”《中国人才发展报告3》披露：七成知识分子面临“过劳死”威胁，北京知识分子平均寿命下降5岁，人才健康状况不容乐观。“过劳”已经成为威胁我国人才身体健康的“杀手”，特别是在沿海相对发达城市，“过劳死”问题更为突出，并呈现出向低年龄层次蔓延的态势。《北京青年报》还引证了专家的分析，即目前中国中年知识分子面对两大致命转型，社会转型和身体转型。社会转型使他们焦虑，随着改革和就业压力的增大，知识分子感到了前所未有的不安全感。身体转型让他们多病，他们这个年龄层，是具有高血压、高血脂、高血糖等背景疾病发生的危险时期。这一时期，有基础疾病的人群只要遇到过度疲劳的诱因，就容易产生严重的后果。看了这篇报道，心情很沉重。中年知识分子是我们各项事业的中坚和骨干，他们的健康状况下降以致不断诱发“过劳死”，不仅是个人和家庭的不幸，而且也给国家和事业带来巨大损失。面对这种残酷的现实，更感到我们医务工作者的责任重大。

生、老、病、死本是人类（也是一切生物体）生命活动的自然规律，是不可抗拒的。但人类通过长期实践、探索，逐步把握生、老、病、死发生发展及其相互影响的客观规律，并以科学方法消除隐患，从而达到健康长寿，还是可以做到的。

中医的养生学，是中国人民在长期的生活实践，特别是和疾病作斗争以及抗衰老的实践中产生并发展起来的，并成为中医学的一个重要组成，而且是最具特色和优势的一个部分。

中医养生学是关于预防疾病、延缓衰老、保护并促进健康的一门科学。所谓“养生”，即保养或养护生命。古人又称之为“摄生”，指由自己把持或管理好自己的生命。也称之为“道生”，意思是按照一定的规律、法则和方法来保养生命。据此，人们把有利于保护和促进健康的规律、法则和方法，称之为“养生之道”。早在距今两千多年前成书的中医基础理论奠基之作《黄帝内经》，就把养生的各项准则及要点作了全面而系统的阐述，并放在卷首的几篇大论之中，可见古人对养生学的重视。《素问·上古天真论》：“上古之人，其知道者，法于阴阳，和于术数，食饮有节，起居有常，不妄作劳，故能形与神俱，而尽终其天年，度百岁乃去。今时之人不然也，以酒为浆，以妄为常，醉以入房，以欲竭其精，以耗散其真，不知持满，不时御神，务快其心，逆于生乐，起居无节，故半百而衰也。”《灵枢·本神》:“智者之养生也，必顺四时而适寒暑，和喜怒而安居处，节阴阳而调刚柔。如是，则僻邪不至，长生久视。”这非常明确地告诉我们，要获得健康长寿，就必须懂得养生之道。简单地说，就是通过自理、自律来进行调节、控制，做到顺应四时气候，选择好的居处环境，饮食起居有节制、有规律，精神和形体两个方面都要注意劳逸结合而适度。还有，《素问·四气调神大论》说:“圣人不治已病治未病，不治已乱治未乱，此之谓也。夫病已成而后药之，乱已成而后治之，譬犹渴而穿井，斗而铸锥，不亦晚乎!”其意在强调预防为主，防重于治。汉代大医家，被后世尊为“医圣”的张仲景，把能够做到未病先防、既病防变、善于“治未病”的医生誉为“上工”，即高明的医生。继《黄帝内经》之后，中医养生的理论知识和方法，又有很大发展。这些前人留给我们的宝贵遗产，在指导现代人的养生保健方面，仍具有重要的科学价值和现实意义。而且，我认为继承发扬中医养生的理论知识和方法，不仅对预防疾病及病后康复、延缓衰老有重要作用，而且对于提高治疗效果，也是非常有益的。人们常说的“有病三分治，七分养”，这里所说的“养”就指的是养生。

世界卫生组织指出:“健康不仅是没有疾病和羸弱，而是保持形体、心理和社会适应方面完好的整体状态。”同时还指出，人的健康与寿命受多种因素影响，包括先天因素、社会因素和医疗条件等，但最重要的、占约60%比重的是取决于个人的生活方式和后天调养，也可以说健康与长寿的主动权就掌握在自己手里。随着科学技术的进步和发展，特别是医学科学技术的进步，防治疾病的水平也有大幅度提高，但令人遗憾的是并没有因此而有效地控制各种疾病的发生。其原因主要是预防保健工作没有做好，“预防为主”的卫生工作方针没有落实。当前，公共卫生体系建设，各级政府在组织力量给予加强，但个人卫生则必须由自己来料理。具体地说，就是要认真学习防病知识，懂得养生之道，并身体力行去实践。同时，医务工作者也应该以对人民大众健康高度负责的精神，积极投身预防保健工作中去，通过各种形式的科普活动、健康教育，把养生之道、卫生保健的知识和方法，推广普及到大众。

《中医中药里的养生精华》一书，从目录和部分章节看，有关中医药养生的主要内容，如“精神养生”、“饮食养生”、“运动养生”、“中药与养生”等几个方面，均作了重点介绍。书中还把“中医与疾病养生”、“中医与老年病”、“中医养生其他方法”另立篇章，从内容上看也有新意，希望读者能从中受益，并通过实践进一步充实并发展中医养生学。

傅世垣

（中国中医科学院原院长）

·目　录·

第一章　中医养生概论

第二章 中医与精神养生

第四章　中医运动养生

第五章　中医与疾病养生

第七章　中医季节养生

第八章　中医养生其他方法

第九章　中药与养生

第一章

中医养生概论

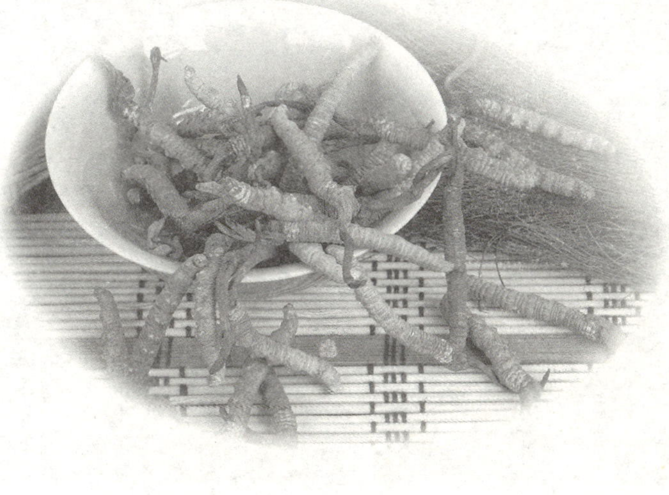

1. 养生的产生与发展

两千多年前，随着中国社会劳动生产力的发展，生活水平有了一定程度的提高，人们不仅比以往任何时候都更加留恋生活、追求生存，而且希望活得更为健康、更为长久。

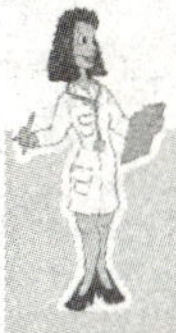

健康小贴士

为了追求健康长寿，人们开始注意了身心的养护，自觉把一些有益于身心健康的活动方式作为追求健康长寿的手段，并不断在实践中研究、发展、传播。

至战国后期，人们对生命现象的认识不再停留在经验积累和感性认识阶段，而是在阴阳五行图式等中国古代哲学和古代文化的基础上，总结丰富的医疗、养生实践，构筑了注重整体、强调平衡的中国古代人体科学的理论模式。战国后期的《黄帝内经》辨证地把影响人体健康的因素归纳为“六淫”与“七情”，并把“六淫”所指的人体之外的自然因素统称为“外邪”。认为“外邪”之所以会生成人体疾患、影响人体健康，常见而重要的原因之一是“七情”的过度波动，造成了机体抵抗力下降，“外邪”才能乘虚而入。因此告诫人们，为保持健康长寿，应尽量保持平淡、恬静、和谐的心境，尽可能避免感情的过大波动，避免对任何事都耿耿于怀、挥之不去。《黄帝内经》的这些闪烁着人类智慧、被现代科学所逐步证实和认同的科学结论，奠定了中国古代养生学的基础，提出了“情志调节”这一极为重要、颇具民族特色的、至今仍然是中国养生学精髓的养生原则，并在此原则的指导下，重点发展了导引、行气两大类养生术。到西汉时期，导引术内容已大为丰富，开始部分脱离对动物动作的模仿，行气术也进一步丰富了理论指导和进一步完善了行气方法，形成了不同的派别，产生了承袭老庄学派“抱神守一”原则与方法的行气术和注重经络通路行气的“周天行气法”。

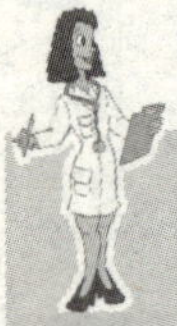

健康小贴士

在中国历史上，道家、佛家和诸多儒学大师们都对养生术倾注了极大的热情，做出过重大贡献，推动了中医养生学和养生术的发展。

2. 养生和衰老机理

中医认为人的养生和衰老多与个人的生活方式及疾病、自然环境、社会环境以及遗传的因素有关。张景岳指出：“以人的禀赋言，则先天强厚者多寿，先天薄弱者多夭……先天责任在父母。”一个人如果遗传因素好，先天强厚，其祖父母都是长寿的，后天发育又好，而且个人生活方式合理，不吸烟、不嗜酒，常运动，节制性欲，动而有节；所居住的环境污染少，社会安定，没有疾病折磨，人的精血耗损减慢，阴阳调和，气血畅通，则人的衰老缓慢，人的寿命就长。相反，个人生活方式不合理，疾病多，嗜烟酒，不活动，气血瘀滞，房劳过度，阴精亏损，且先天薄弱，其祖父母均寿命短者，则寿命短，衰老快。

中医认为肾气与衰老关系也十分密切。临床体会，肾气衰为衰老的关键。肾藏精，其华在发，肾藏精之所为命门，精藏于此为阴中之水，气化于此是为阴中之火，命门居两肾之间而兼具水火，为性命之本。人如果工作过劳，或房劳过度，肾气衰则肾阴亏，相火妄动，煎熬真阴，阴虚则病，阴绝则死；肾气衰则肾阳亏，肾阳亏、元阳不足则病，元阳衰则头发变白、脱发等衰老症状便出现了。结合现代医学研究的结果表明：肾虚者多免疫功能降低，免疫功能降低是衰老的重要因素，且肾气衰与内分泌失调、免疫功能降低有密切关系。而这三种情况是变老、衰老的重要原因，故此中医的肾气衰在变老、衰老确有重要意义。

中医认为临床上脏腑阴阳失调，是衰老的之一原因。中医学认为：“生之本，本于阴阳，阴平阳秘，精神乃治；阴阳离决，精神乃绝。”即是人的生命活动，以体内阴阳为依据，不仅体内阴阳要调和，还要与外界环境阴阳相协调，才能健康长寿，不易衰老。但是随着年龄增长及其他原因，比如因个人生活习惯、自然环境、社会环境、突发事故引起各种疾病，病久了正气损，且久病必淤。人体淤血则各脏器得不到正常营养，脏器得不到正常供血，阴阳失调，必然导致脏器机能衰退。脏器机能衰退则进一步影响血液循环。血液循环障碍，各器官内代谢物质无法正常运行。如此恶性循环，必然导致气滞血淤而出现脏腑病变，从而出现早衰或衰老症状。

总之衰老除了先天遗传因素外，疾病、脏腑阴阳失调、肾气衰、阳明脉衰、气化减弱、气滞血淤，导致机体内分泌失调、免疫功能低下、正气虚、元阳虚是人体衰老、变老的关键。

3. 养生和衰老的起因

中医关于养生衰老的原因，迄今为止国内外尚无统一的认识。如现代医学关于衰老的起因学说多达三百多种，其倾向性较多者有环境因素、体液失衡、死亡激素、遗传决定、自由基说、微量元素、生物钟、蓄积中毒、体细胞突变、湿热、磨损、代谢速变、性腺功能衰退、氧化还原论等三十余种假说。下面介绍中医有关衰老的起因与抗衰措施。

中医学理论对衰老的原因也有较为系统的论说，可以分为内因和外因两方面。

致衰老内因说。总的可概括为“五脏衰退”说，这一观点最早见于《黄帝内经》。例如其《灵枢·天年》篇说：“五脏皆虚，神气皆去，形骸独居而终矣。”从这些论说中可见寿命的长短以及人的患病与否、人的死亡，都是决定于五脏虚衰的程度。在此应该指出的是，在五脏中肾和脾更为重要。因肾为先天之本，它又是其他脏器滋生的根本；脾为后天之本，是气血生化之源，同时又能资助肾气。五脏的虚衰，亦有先后之序。中医学认为，衰老的年龄从40岁开始，衰老的脏器从肾开始，相继衰老的脏器是肝、心、脾、肺、肾（二次再衰）。这一点，可能带有推测，是以五行相生的次序排列的。但事实上衰老的种种表现是存在的，未必吻合其出现的先后，而脏器之衰老也是肯定无疑的。

致衰老外因说。这包括多方面的因素，在《黄帝内经》中有

“以酒为浆，以妄为常，醉以入房……起居无节……”的记载。这些因素在今天来看都属于不良的生活习惯并都被认为是致病的因素，对衰老来说是因病致衰。

综上所述，导致人体衰老有内外两方面的因素，这两者之间存在着交叉的关系，且相互影响。

4. 养生和衰老的本质

中医认为人的养生和衰老在机体为一整体，五脏是相互关联、彼此影响的，故老化的发生不会局限于某一脏腑。在人类生命现象中，生理活动、病理变化、衰老发生均以脏腑功能变化为主，其中又以五脏变化为主。如果某一脏腑功能衰退或失调，则其他有关脏腑也受影响。如肾阳不足可致脾虚胃弱，胃阴不足可导致肝肾两虚。脏腑之间的相互影响最终可导致全身性、整体性的衰老。

中医认为老化的根本在于肾气虚损。中国传统医学很早就注意到肾气在人体生长、发育及衰老过程中的重要作用，认为人体的发育是随着肾气逐渐旺盛而成长，又随肾气逐渐衰弱而转为衰老直至死亡。人到老年，肾精气渐衰，全身脏腑组织由于缺少肾气的濡润、滋养、温煦、生化的作用，而处于退化状态，表现为对外界环境的适应能力、潜在的储备能力、对疾病的代偿能力和抵抗能力逐渐下降，出现各种衰老征象。老年人衰老的本质主要是阳虚血淤。肾阳亏虚是老年人衰老之本，淤血阻滞是老年人衰老之标。肾阳亏虚，失却温煦，则有面色苍白、神疲倦怠、头晕健忘、耳鸣耳聋、畏寒喜暖、腰膝酸软、自汗、尿频尿遗，淤血阻滞、经脉失畅，则出现肢体麻木、关节运动不利，舌质有紫斑、紫气，及脉涩、微循环障碍。淤血既是衰老的病理产物，又反过来加重衰老，也是老年人患病、致死的原因之一。

5. 衰老是生命的必然转归

中医认为生命就是一个“生、长、壮、老、死”的动态过程。人从母体中出生之后，经过婴幼儿、青少年时期的生长发育，形体逐渐成长，生理功能逐渐成熟，这是生命过程中的上升阶段。到了壮年期，生长发育已经达到顶点，形体盛壮，生命力最为强盛。然而，生命现象亦与其他事物一样，盛极必衰，进入生命过程中最辉煌的壮年时期后，衰退亦随之开始。其后的整个老年阶段则是人生走向下坡路的衰老过程，其生命活力日益低下，精神日渐衰退，气血日渐枯少，脏腑筋骨亦随年龄增长而渐趋功能衰颓，终至精神散亡，形体倾败，生命之火亦就如同燃尽膏脂的蜡烛一样熄灭消亡。

至于人为什么到了一定年岁就会衰老，《灵枢·天年》认为“人之寿百岁而死”，“百岁乃得终”，并以 10 岁为一个年龄阶段，指出到了 40 岁，“五脏六腑十二经脉，皆大盛以平定”，是一生中生命活力最为强盛的时期，但随之而至的是衰老进程的开始，其后每过 10 年衰老状况愈为严重，至百岁“五脏皆虚，神气皆去，形骸独居而终矣”，衰老之极就是死亡的到来。可见，中医的传统理论一贯认为：生命是一种自然现象，自然界存在着“生长化收藏”的基本规律，人类寿命亦有与之相关相应的“生长壮老死”周期。正常寿命有其极限（“天年”），到了生命周期的顶峰阶段（壮年期），生命活力必然由盛而衰，衰老时期必将开始；而随着衰老进程的不断加快，其终极则是生命的结束，死亡的到来。

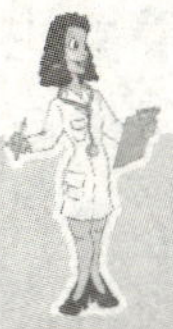

健康小贴士

衰老是生命的必然规律，是正常生命周期中的必然现象，这就是中医关于衰老机理的基本认识。这一认识无疑是唯物的，而其关于衰老进程的论述，亦是从对生命现象的长期深入观察而得出的，是对衰老现象的客观描述。

6. 养生健康长寿理念

“生老病死”虽说是人类不可抗拒的自然规律，但随着人类对衰老本质的认识和社会物质文明的发展，人类的平均寿命不断延长。随着现代医学科学的发展和医学模式的转变，人们越来越认识到摄生养性、防病延年的重要。而早在两千多年前，《黄帝内经》就提出了“治未病”的预防思想，强调“防患于未然”。其主要理念有以下几点：

（1）要想长寿，未老先防。中医学的养生健康防老方法都是以预防疾病、保健益寿为目的。要想长寿，未老先防，已成为健康长寿的主要理念之一，现在越来越得到中老年人的重视。

中医学健康长寿理念的指导思想应该是未老先防。预防胜于治疗，健康掌握在自己手中，强调健康长寿、健体以预防为主，强调“防患于未然”，“治未病”思想贯穿祖国医学的始终。中医学的这一长寿思想对中华民族的繁衍昌盛及保健事业起到了不可估量的作用。同时，这一“未老先防”思想对指导中老年人健康也有着不可替代的作用。

（2）尽享天年，重在自我。“我命由我不由天”是中医学养生健康长寿的主要观点之一。中医学认为，个人寿命的长短主要由自身决定，寿命长短可以自我掌握。只要掌握了科学的方法，学会科学的生活，则可长寿。反之，则寿命易折。就是在这一坚定的信念指导下，经过众多“长寿家”长期不懈的实践，中国文化遗产中便留下了一大批独特的长寿思想和方法。

（3）健康长寿，需要学习。中医学健康长寿理念认为，每个人都可以健康长寿，活到其应尽的寿数，但原则是需要学习健康长寿的方法和需要总结健康长寿的经验。任何人不可能生而知之，健康知识在于积累，长寿经验在于总结，一个人的身体状况也在不断地变化，只有选择一套适合于自己的方法，才可能达到健康长寿的境界。唐代医学家孙思邈就是不断总结了古代养生家的长寿经验，并身体力行地实践，寿命达 101 岁；东汉末年医学家华佗，总结前人的健康长寿经验，摸索出了一套延年益寿的五禽戏，坚持练习，精力过人，其弟子学习他的健康长寿方法，寿达百余岁。

总之，中华民族有 5000 年文明史，在这漫长的历史长河中，中华民族的祖先们以他们的智慧和实践创造了优秀的文化，中医长寿保健学说就是其中一颗璀璨的明珠，为中华民族的繁衍、健康和发展做出了巨大贡献。

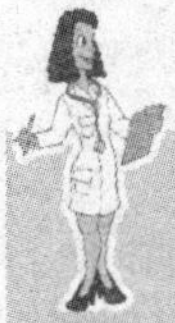

健康小贴士

中医的健康长寿理念对指导新时期中老年人健康长寿以及对于中老年人坚定科学生活、延年益寿、继承古代文化遗产和领会健康长寿的科学精髓都具有深远意义，无疑会对促进我们民族的健康、延缓衰老、提高人类的寿限起到积极的作用。

7. 衰老的阴阳学说

中医养生衰老的阴阳学说说："人生有形，不离阴阳。"即人体的生命活动，必须以阴阳为依据。《素问·阴阳应象大论》里明确指出，人的衰老同阴阳失调有关，即"能知七损八益，则二者可调，不知用此，则早衰之节也"。可见，阴阳失调能导致衰老，而调节阴阳就有抗衰老的作用。《黄帝内经》所谓"阴阳者，万物之能始也"，也强调阴阳的作用。

对于中医根据阴阳平衡在体内的重要性，大医学家朱丹溪认为，由于人之情欲无涯，致阴精从阴阳完实起，阴气仅够供给30年视听言动之阴耗，因此人身之阴难成易亏，阴常不足，老年人六七十岁后阴不足以配阳，孤阳几欲飞起，易患病减寿。针对衰老与真阴不足的关系，许多医家主张节欲养性，惜存阴精，以防衰延寿。古人说："夫人身之阴阳，相抱而不脱，是以百年有常。"这里的"百年有常"，即指活到100岁时仍能活动自如。而之所以能这样做，是由于人身阴阳相抱、互不背离、相互依存、相互为用。人到中年以后，由于阴阳平衡失调，肌体即可受到各种致病因素的侵袭，从而疾病丛生，出现衰老。如唐代药王孙思邈说："人五十岁以上，阳气日衰，损与日至，心力渐退，忘前失后。"明确指出，中年以后，阳气日渐损伤。而阳气虚损，阴气自然偏亢，衰老也即逐渐形成，若发展到"阴阳离绝"，则会导致精气绝灭，人必死去。

8. 衰老是整体机能的衰退

作为生命过程中必然出现的衰老现象，有其内在的生理机能的改变。中医认为衰老并不是个别脏腑或局部的功能障碍或衰退，而是整体机能衰退的结果，其中以肾气虚衰最为关键和根本；由于肾气虚衰而导致整体机能的衰退，从而出现各种衰老的征象。

肾气虚衰。中医认为肾是先天之本，内藏元阴元阳，作为元阴元阳之气的肾气维系着人体的生长、发育以及生殖功能。肾气在整个生命过程中具有由盛到壮实，由壮实而衰竭的盛衰消长规律。肾气的盛衰消长对生命活动具有重要影响。按照《素问·上古天真论》所述，人体在青少年时期，肾气逐步盛长，生命活力最为旺盛，身体处于生长发育阶段，而且随着肾气的充盛而具有生育能力。到了壮年时期，“肾气平均”（盛满充沛），生命力亦最为成熟强盛。然而过了壮年期之后，肾气开始虚衰，并且由于肾气虚衰而进一步引致“阳气衰竭”、“肝气衰”、“天癸竭”、“精少”等一系列内在生理改变，从而出现容颜枯焦、发鬓斑白脱落、筋骨懈怠、生育能力丧失等衰老征象。因此，从中医角度来说，生理性的肾气虚衰是衰老的最根本的内在原因。

按照中医的理论，肾气禀受于先天父母，因此有“禀赋”之说，认为禀赋丰厚者，其人肾气充沛，根基深厚，体质壮实，故而衰老较缓出现，享有的寿命亦较长。这是中医对长寿原因的一种解释。如王充在《论衡》中说：“若夫强弱寿夭以百为数，不至百者，气自不足也。夫禀气渥则其体强，体强则命长；气薄则其体弱，体弱则命短，命短则多病寿短。”“人之禀气，或充实而坚强，或虚劣而软弱，充实坚强其年寿，虚劣软弱，失弃其身。”另一方面，中医又认为肾气虽然禀受于先天，为先天之精所化生，但肾“受五脏六腑之精而藏之”，故肾气又赖后天脏腑之精充养而盛实。先天禀赋薄弱者，若后天保养得宜，亦可减轻和延缓肾气的消耗衰竭，避免早衰。

阴精亏少。精是生命的根本，《素问·金匮真言论》认为“夫精者，身之本也。”从来源和生成成分，人身之精可分为先天之精和后天之精。先天之精是化生肾气的物质基础，关乎生命的生殖、生长、发育和衰老。后天之精则由饮食而从精微所化生，它藏于脏腑以濡养脏腑，化生气血以充养形身。《景岳全书·传忠录》则谓：“精血即形也，形即精血也。”精是构成人身形体的物质基础，故与神和气共称为人身之“三宝”。然精、气、神虽同为人身三宝，而气和神尚赖精以化生。《养生三要》认为：“精能生气，气能生神……精满则气壮，气壮则神旺，神旺则身健，身健而少病。内则五脏敷华，外则肌肤润泽，容颜光彩，耳目聪明，老当益壮矣。”由于精既构成形质又是生命活力的物质基础，故其虚衰亏少必然导致形体倾败，生命活力衰退，亦即衰老征象的出现。

中医认为人身之精禀自先天父母，又赖后天水谷精微不断充养而盛壮。然而在整个生命过程中，精必须供形体生长发育之需、生殖之用，并供应生命活动的不断需求，因此经常处于消耗状态之中。且禀自先天，则其本源有限；赖后天充养，则有待于脏腑机能旺盛，摄入水谷精微充沛，故前人认为“精难成而易耗”。人至壮年之后，阴精日耗，充养日少，因此有“年四十而阴气自半，起居衰矣”之说。此亦说明中年之后，阴精日渐亏少是生命的必然规律，亦是引起衰老的一个重要原因。故而历代医家在养生防老中特别强调保养精气，特别是节制房欲以保养肾精的重要性。如《养生杂纂》即谓：“道以精为宝，宝持宜秘密，施人则生人，留己则生己，结婴尚未可，何况空废弃，弃损不觉多，衰老而命坠。”

脏腑功能衰退。引起衰老的另一方面原因是脏腑功能的衰退。

人出生以后，五脏六腑虽已形成但尚稚嫩。随着年龄的增长，脏腑日渐发育成熟，功能日益强盛；而至壮年期后，则开始老化而功能渐趋衰退。之所以到了一定年龄阶段脏腑功能会出现衰退，其原因有二：一是脏腑作为人身气化活动的主要场所，经常处于不停顿的活动状态之中。这如同机器零件一样，运行到一定时间难免耗损老化。二是如前所述，人到中年之后，肾气虚衰，阴精亏少，脏腑得不到肾气的温煦、阴精的滋养，因之活力渐减，功能渐衰。

由于脏腑是生命活动的中枢，它内藏精气神，外则通过经络气血而与肢体孔窍、皮肉筋骨互相连属，因此脏腑功能衰退不仅使人体内在生命活力低下，阴精阳气因其气化功能减退而化生不足，而且使体表形貌弛懈衰颓，各种衰老的体态征象相继出现。关于人到中年以后，脏气虚衰而引起的各种衰老征象，《灵枢·天年》篇有如下论述：“四十岁……腠理始疏，荣华颓落，发颇斑白……五十岁，肝气始衰，肝叶始薄，胆汁始灭，目始不明；六十岁，心气始衰，苦忧悲，血气懈惰，故好卧；七十岁，脾气虚，皮肤枯；八十岁，肺气衰，魄离，故言善衰；九十岁，肾气焦，四脏经脉空虚。”这说明脏腑功能随年龄的增长而日渐衰退，而这种功能衰退是出现各种体表衰老征象的内在原因。

疾病损伤。疾病亦是引起或加速人体衰老的一种因素。中医认为疾病是一个邪气（致病因素）损伤正气（抗病能力）、正气抗御邪气的邪正斗争的过程，即使在这一过程中邪气能够被克服排除，疾病能够治愈，但作为正气的基本构成的阴精阳气难免受到耗损，脏腑功能难免受到伤害；对于急重疾病或缠绵不愈的慢性疾病来说，这种损伤尤为严重和持久。如果在病中或病后得不到及时和恰当的护理调养，则正气难以复元，人体亦就因脏腑功能的虚衰和阴精、阳气的亏少而衰老，或加速、加剧原有的衰老进程。

鉴于疾病能够伤人正气甚至害人生命，是引起衰老的重要外在因素，历代医学家都把避免疾病对正气的损伤作为养生防衰老的重要措施。如晋代葛洪的《抱朴子》即强调“养生以不伤为术”。此论被历代奉为养生防老的箴言。宋代陈元靓的《事林广记》的“养生以不损为延命之术”，明代武之望的《济阴纲目》的“养生以不伤为本，此要言也”，清代《养生至论》的“养寿之道，但莫伤之而已”等，均是对葛氏之说的重申和强调。

由此可见，中医认为衰老是整体生命活力的衰退以及由于这种衰退而出现的躯体形身的颓废和功能障碍。这种生理变化主要是由体内肾气的虚衰、阴精的亏耗减损以及脏腑功能的衰退而引起。而且，这些因素是互相联系、互相影响的：肾气的虚衰既能引起脏腑功能的衰退，并导致阴精的亏少；阴精的亏少即使脏腑失养而致功能衰退，又使肾气化生乏源而虚衰；至于脏腑功能的衰退，则使机体气化活动减弱而阴精化生不足，肾气亦失充养而虚衰。这些互为因果的生理变化共同造成整体生理机能的衰退，导致衰老的出现。另一方面，虽然衰老是生命过程中必然出现的生理现象，但由于疾病能够损伤正气而引起或加速衰老进程，因此亦是不可忽视的外在因素。

9. 人衰老的主要原因

这里主要是研究和探讨诸多内外因素如何通过肌体内在变化而引起和加速人体衰老，亦即探讨人体生理性与病理性老化的机理。弄清衰老的机制，加深对衰老原因的认识，是研究衰老理论的核心，是探索延年益寿之道的基础。

（1）七情太过。俗话说：“笑一笑，十年少；愁一愁，白了头。”这里的“白了头”，就是中医所说七情（忧、思、喜、怒、悲、惊、恐）中的忧伤对人体刺激后所引起的衰老征象。可见，长期的精神刺激或突然受到剧烈的精神创伤，超过人体生理活动所能调节的范围，就会引起体内阴阳气血失调、脏腑经络的功能紊乱，从而导致疾病的发生，促进衰老的来临。正如《素问·疏五过论》所说："暴乐暴苦，始乐后苦，皆伤精气……离绝菀结、忧恐喜怒，五脏空虚，血气离守。"这就是说，过度的情绪变化，使气血损耗离乱，脏腑的生理功能失调，持久不复，则易入衰老之境。"喜怒不节则伤脏，脏伤则病起于阴也。"而中医认为病起于阴比较严重，难以治愈。总之，情绪的变化可以影响脏腑功能和气血运行，因而能够促使衰老发生。正如《吕氏春秋》中所说的："年寿得长者，非短而缓之也，毕其数也。毕数在乎去害，何谓去害……大喜，大恐，大忧，大怒，大哀，五者损神则生害矣。"

（2）疾病损伤。此指疾病可加速衰老，促进早亡。无疾病所伤易获高寿。可见，疾病是导致或加速衰老的原因之一。

（3）遗传因素。大量事实证明，人类及动物的衰老和遗传有密切关系，因遗传特点不同，衰老速度也不一样。正如王充在《论衡·气寿篇》中所说："强寿弱夭，谓禀气渥薄也……夫禀气渥则其体强，体强则寿命长；气薄则其体弱，体弱则命短。""先天责在父母。"先天禀赋强则身体壮盛，精力充沛，不易变老；反之，先天禀赋弱则身体憔悴，精神萎靡，衰老就提前或加速。

（4）睡眠很差。人若经久不眠，必然导致精力衰竭。不要说长时不眠，就是长期睡眠不足，对健康也有很大损害。首先表现在神经系统过度疲劳，以致可能发生神经衰弱，体力和脑力劳动效率降低，精力不足，记忆力减退，出现头昏脑涨、眼花耳鸣、全身乏力。严重者还会影响心血管系统、呼吸系统、消化系统的功能，进而导致器质性病变或早衰。可见，睡眠极差能促进衰老。难怪古人说："眠食二者为养生之要务，能眠者，能食，能长生。"事实证明，睡眠可以消除疲劳，还清一日身体活动中的"氧债"，调节各种生理机能，是稳定神经的一个重要环节。

（5）环境失宜。这里所说的环境，既包括自然环境，又包括社会环境。前者如大气、日光、水分、地质、森林、天文、气象、辐射等；后者如社会的经济和政治环境，劳动条件、家庭、文化、教育等。这些环境因素不仅错综复杂，而且处于不断变化之中。人体借助机体内在的调节和控制机能，与各种环境因素保持着相对的平衡，表现出对环境的适应能力。但是这种适应能力是有限的。当有害的环境因素长期作用于人体，或者超过一定限度，就要危害健康，引起疾病，促进早衰。不但人是这样，其他生物也是这样。很多生物在古代有，现代找不着了，就是因为那些生物不能适应变化了的环境而绝迹。关于人的寿命与环境的密切关系，《黄帝内经》里早就明确指出："高者其气寿，下者其气夭。"高，是指空气清新，气候寒冷的高山地区；下，是指平原地区。因为"高者气寒"，植物生长缓慢，生长期长，寿命也就长；而"下者气热"，植物生长较快，寿命就相应短促。由此可见人体衰老与否，的确与人们自身生存的环境密切相关。同样，社会环境的好与坏也直接影响着人体的健康。首先是不同的时代，人类的寿命就不同。据考古学家鉴定，中国猿人的寿命，在14岁以下的占69.2%，由此可见当时中国猿人大都未成年就死亡了。近年来，人类的平均寿命明显延长了。人类平均寿命不断延长的原因虽然是多方面的，但社会经济的发展却是一个重要的因素。

（6）运动缺乏。法国的一位思想家曾说过"生命在于运动"，一语道破了生命的奥秘，揭示了生命活动的一条规律。事实证明，运动可以提高身体新陈代谢，使各器官充满活力，从而推迟器官的衰老改变，尤其是对心血管系统更是极为有益的。有位病理学家通过对数千具尸体解剖的研究发现，脑力劳动者动脉硬化的发生率是14.5%，体力劳动者为1.3%，两者相差11倍。动物学家发现，大象在野外生活可活到200岁，一旦被关进动物园内，尽管生活条件比野外好得多，却活不到80岁。野兔平均可活15年，而自幼养在笼内过着“优越”生活的家兔，平均寿命才4～5年。此外，野猪的寿命也比家猪长1倍。那么，为什么野生动物比家养动物寿命长呢?重要的一条是野生动物为了寻食、自卫、避敌，摆脱恶劣气候的侵害，经常要东奔西跑，身体得到了很好的锻炼。

祖国医学亦认为“动则不衰”，如《吕氏春秋》里说：“流水不腐，户枢不蠹，动也，形气亦然。形不动则精不流，精不流则气郁。”这里用流水和户枢为例，说明运动的益处，并从形、气的关系上，明确指出了不运动的危害。非常明显，这是在说明一个道理：动则身健，不动则体衰。

10. 如何判断人的衰老

中医如何判断、诊断机体的衰老和早衰呢？从当前老年人的实际状况和中医当前现有的诊疗手段等实际情况看，判断、诊断衰老和早衰，必须同时具有下列2条或3条体征或症状：

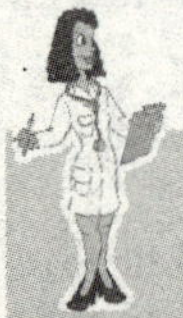

健康小贴士

（1）形容憔悴，行动迟缓；

（2）皮肤干燥无华，失去弹性，尤以脸部为甚，有的可出现老年斑；

（3）精神萎靡，时时困顿欲睡，但睡眠不实；

（4）走路不稳，两腿乏力，不能疾行，步履稍快即感短气或喘气，且不耐久立、久坐；

(5) 语声迟缓、低沉，不愿多讲话；舌体不灵，常有语音颤抖之征；

(6) 喜宁谧静处；

(7) 思维迟钝，记忆力锐减且极易忘事，但对许多往事则记忆犹新，且常常怀念往事；

(8) 有的性情淡薄，与世无争；有的则又总以为自己现在的想法是惟一正确的；心情烦躁，甚至大发脾气；

(9) 男性阴囊松弛下坠，女性阴道萎缩干涩，性欲衰退；

(10) 视力、味觉均差，牙齿松动，常年消化吸收不好；

(11) 尿液频多，大便或溏或秘，排便无力；

(12) 脉象微弱迟缓无力，舌质淡。

上述的体征、症状，包括生理性衰老和病理性衰老，表示人体肾精衰减亏损以及由肾气衰减为主而导致的五脏气血津液亏乏，也就是古医籍中经常提到的人体“内三宝”——“精气神”——的衰退亏损。

11. 八纲辨证

中医临床着眼于宏观，理论似乎有模糊性、可塑性，但万变不离本，因它的舵手是八纲辨证。中医的八纲辨证是中国古代最早的一部哲学史，与近代的哲学思想十分接近。中医给人的印象好像把把脉开几包草药而已，貌似简单古朴，然辨证施治才是从根本上消除病源的妙法。其深奥的内在知识蕴涵着无穷的智慧，它的中医学的养生保健理论，更是博大精深，独树一帜。如《黄帝内经》第一节里讲："饮食有节，起居有常，不妄作劳，故能形与神俱，而终其天年，度百岁乃去。"遵照自然规律去生活，是健康长寿的保障。但又要注意平衡情绪。中国古代有百病起于情之说。中医的七情即喜、怒、忧、思、悲、恐、惊。中医认为"喜"笑失控伤心气，"怒"发冲冠伤肝气，"忧思"过度伤脾气，"悲伤"过多伤肺气，"惊恐"过甚伤肾气。七情如超过了人体的正常生理活动范围使人体内气机紊乱，脏腑阴阳气血失调，才会导致疾病的发生。七情是造成内伤病的主要致病因素之一。正如古人云"一日不食则无大害，动气一日心脑俱伤"，充分说明情绪与健康的关系十分密切。心态平衡有如风平浪静的湖水，没有波纹，在这种状态下人体内的气血将流畅无阻。因气滞则血淤，气舒则血畅，可见情绪能影响血液循环系统。

中医如何养生"辨证"是联系中医基础理论和临床的"桥梁"。"征候学"是中医理论体系的核心组成部分，"辨证论治"则是中医防治疾病最主要、最具特色优势的方法和手段。中医的特长在于辨证施治，就是针对患者个体的具体情况，参照脉息的迟数沉浮、舌苔的深浅薄厚等一系列表现，拟订具有强烈针对性的治疗方案，并根据病程的变化及时调整，在药味或分量上予以变通。这样才能有的放矢，事半功倍，这也就是所谓的个体化诊疗。譬如临床上的发热，中医就不仅仅拘泥于温度的高低，还要分析热的表里、上下归经，根据不同情况投之以不同的方药。如热在表则清凉疏解，药用金银花、连翘、薄荷、芦根等，成方如连翘败毒散等。如热在里则通里泄热，药用石膏、知母、寒水石等，成方可用白虎汤、紫血散等临床加减。若遇进入心经的大热危证，则以安宫牛黄等应之。总之，要以临床症候的不同而区别对待。由于非典型肺炎尚属病因不明的新疾患，具体的治疗方法也只有根据患者的具体情况而论。人作为一个生物体，必然有其共同性，这也就是中医通治方出现且流传不辍的基础。当然，既是通治方，想必就是顾及了绝大多数人的一般情况而制定，其药性多较为温和，但亦足以缓解症状起到治疗作用。况且，一般人们尤其是占人口一半的青壮年也很少罹患严重疾病，所以除了通治方，偏方、验方也在民间广为流传，不失为一种经济、便捷、有效的保健途径。当然，有条件的还是以及时到医院请医生诊断为好。

12. 不慎养生可致早衰

中医认为衰老既然是生命过程中不可避免的现象，人活到一定的年龄阶段必然要衰老。那么，为什么在相同的年龄阶段有些人已经老态龙钟，而有些人却还健硕矫捷，一如壮年？为什么正常寿命可达百岁，但实际上享此遐龄的期颐老人少之又少，多数人却因早衰早逝而不能尽享天年？究其原因，除疾病等导致的意外死亡外，主要在于启动衰老进程、决定衰老速度的物质基础是肾气，肾气的盈亏、减损的迟速决定了衰老的迟早和快慢。

如前所述，肾气禀受于先天，与生俱来，故先天禀赋充沛者，生命的根基相对较为壮实坚固，生命活力较为强盛而衰老出现较晚，寿命亦较长，中医称之为"天寿过度"；相反，若先天禀赋不足，则生命根基薄弱而易于衰老，寿命亦较短。因此，衰老的快慢常与先天禀赋的厚薄并由此而形成的体质状况有关。

中医认为禀受于先天的肾气在后天一方面被用以维持生长、发育以及生殖等生命活动而不断消耗，另一方面又依靠水谷精微所化生的脏腑精气不断充养而盛长。这一消一长的过程中，就包藏着导致早衰的后天原因。就是说，善于养生的人在日常生活中，能够处处顾护肾气，尽量减少肾气的消耗损蚀，并运用饮食调养等方法适当加以补充，通过"开源节流"而减缓肾气的衰减速度，那么，即使先天禀赋不甚丰厚、体质较为薄弱者亦可避免早衰。如果不善养生，不能谨慎顾护肾气，或自恃禀赋充足、体质壮实而恣情纵欲，过用肾气，过耗肾精，则肾中精气耗蚀过甚而机体生理功能过早、过快衰退，因而衰老提早到来，程度亦更为严重，这就是通常所说的未老先衰。

中医认为不仅房室过度耗损肾中精气能导致早衰，其他有碍脏腑正常功能活动和损伤气血津精等人体正气的不良生活方式亦都可能是引致早衰的原因。如饮食失节、过饥过饱引起脏气失衡，或损伤脾胃功能而导致阴精阳气化生不足；情志过极、劳神过度或劳逸失宜而导致五脏气机失调或脏气耗损；起居失常，不知顺时摄养、慎避邪风而致外邪侵袭，便生疾病……凡此等等都是引起或加速衰老进程的后天因素。

历代医学家对于如何预防早衰的问题亦极为重视，并从实践中总结出对保健防老具有指导作用的养生理论和切实有效的保健防老方法。盖因先天禀赋厚薄，本有定数而不可强求；后天养生宜忌，则由人力而可挽救。衰老虽是人生所不可避免者，但通过积极的养生措施，强本节用，可补先天之不足而延缓衰老的到来，享受健康的生活而永葆天年。

13. 养生不要进入误区

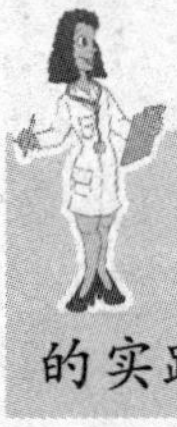

健康小贴士

中医认为养生中的“养”，很大程度上要有行动，没有养生的实践行动，懂得再多再好的养生理论也没有用。

我们常说“有的放矢”，“矢”就是实践行动，怎样放，当然要有“的”；但只有“的”，不放“矢”，还是不能达到健康的目的。有人曾作比喻：我们的目的是过河，但不解决桥和船的问题，过河便成了一句空话。从这个意义上来说，养生便是一门实践科学、经验科学，养生的先进理论只有通过实际行动才可达到健身强体、心怡康寿的目的。

中医认为现在养生的误区太多，如果不能实践科学养生，结果可能越养越糟。所以，养生理论、养生知识很重要。“健康”新概念指出，养生需三个要素，即健康意识、健康知识、健康能力，三者缺一不可。

养生误区自古即有，例如古代认为喝人血可强身，一些当权者（国王、皇帝）每天杀一个奴隶来喝血，结果还是不长寿。秦始皇看重参禅（在海边建许多庙）及“仙药”（派人到“仙山”求药）；汉武帝迷信炼丹，结果中毒而死。近期对“大肠中毒学说”的误解，导致一时期数千人把健康大肠切除，结果不但未长寿反而减寿。对“生殖机能减退致衰”学说的误解，导致移植猿、猴的睾丸，结果因排异反应而死。20 世纪流行最长的单因子养生观，误认为只要采取一种练法即为养生，不知养生是个综合措施之举。解放以来流行过凉水疗法、鸡血疗法、甩手疗法、单一的气功（多种流派）等。我们认为太极拳很好，但养生不能光是打太极拳。跑步也很好，但跑步不能解决所有问题。如某人热衷慢跑，不顾自己有心脏病（认为即使自己有心脏病也可通过慢跑而治愈）而带头跑，结果因心脏病发作而死于路边。21 世纪“养生要科学”的呼声愈来愈高。没有正确的理论指导的“练”，便是“瞎练”，不但无益，可能还有害。故养生实践性要求有二：一是强调实践行动，这是第一位的；但还需要第二点，即不断学习养生知识，提高理论基础，使它更有力地指导自己的养生行动。若能做到二者兼顾，也是一种养生智慧。

14. 如何辨证肾虚

肾虚即肾中精气不足，又分为肾阴虚、肾阳虚及阴阳两虚三种情况。

肾阳虚在肾虚中最为重要。肾阳主要有促进机体温度、运动、兴奋和化气作用。肾阳是心阳之根，对心有兴奋作用，故古医书称之为真阳、真火。若肾阳不足，则全身新陈代谢降低，产生能量减少，表现为面色苍白、畏寒、精神萎靡、反应迟钝。另外，由于肾藏于腰部，肾阳虚还表现出腰膝酸软、尿后余沥、遗精早泄、阳痿不育等症状。

分辨肾阴虚还是肾阳虚，可以简单地区分是怕冷还是怕热。阴虚大多脸发红、五心烦热、头晕目眩、失眠多梦、潮热盗汗等。

肾阳虚在男性肾虚中最为常见，表现为怕冷、神倦乏力、畏寒肢冷以及腰膝酸软、阳痿不育、尿后不尽等症状。

15. 如何辨别虚症

按照中医“八纲辨证”（表里、寒热、虚实、阴阳）的说法。凡是病邪炽盛、人体抗病能力也强的病症，称为实证，其治疗方法以祛邪为主，如发表、攻下、清热、行气、消食、化痰、逐水、消淤、化湿、祛风、驱虫、散寒等。而正气不足、抗病力弱者，称为虚证，治疗方法要以扶正为主，如益气、补血、养阴、健脾、补肾等。因此，“虚则补之，不虚勿补”乃是“进补”的一条基本原则。

在中医理论中，“阴阳”泛指机体内脏的功能活动与各种体液，一般以“气”为阳，以“精、血、津液”为阴。如肾阳不足、肾阴亏损，脾阳不振、胃阴虚耗等等，都表示着内脏功能活动的减退和体液虚亏的情况。中医认为，人体是一个动态平衡的整体，气血与阴阳是组成这一整体的基本要素。当人的体质下降、年老衰弱或病后体虚等情况发生时，会造成阴阳或气血的虚损。在这种情况下，适时地“进补”，可尽快收到平衡阴阳、疏通气血，从而达到身心健康的目的。但进补之前，要先弄清楚“虚”的种类，因为不同的虚证采取的进补原则也不同。一般来说，虚证分为阴虚、血虚、阳虚、气虚。

（1）阴虚。阴虚一般是指机体精血津液等营养物质的亏耗。多表现为手足发热、盗汗潮热、失眠心烦、面部烘热、口干喜饮、大便秘结等。常见于形体偏瘦弱的中老年人以及曾患有肺结核、糖尿病、更年期综合征或较长时期使用激素类药物的人。这类人应选用含有银耳、花粉、鳖、燕窝等具有滋养作用的补品；若兼有冠心病、动脉硬化、高血脂者，选择具有滋养与活血双重作用的补品会更为适宜。

对主要表现征候为心悸、失眠、多梦、虚烦、盗汗的“心阴虚”者，进补应以养心安神为主，用含有生地、当归、麦冬、远志、柏子仁、酸枣仁的滋补品。

对主要表现征候为便血、尿血、皮下出血、月经过多、面色苍白、神疲乏力的“脾不统血”者，进补应以补脾摄血为主，用含有黄芪、党参、白术、甘草、黄芩、仙鹤草的滋补品。

对主要表现征候为口燥、咽干、胃痛、大便秘结的“胃阴虚”者，进补应以益胃养阴为主，用含有沙参、麦冬、玉竹、白芍、甘草、石斛的滋补品。

对主要表现征候为呛咳少痰或痰中带血、咽干口燥、午后颧红、低热、失眠、盗汗的“肺阴虚”者，进补应以养阴清肺为主，用含有沙参、麦冬、百合、生地、鳖甲的滋补品。

对主要表现征候为头昏眼花、腰酸耳鸣、虚烦失眠、健忘、遗精早泄、口干的“肾阴亏损”者，进补应以滋阴益肾为主，用含有龟板、熟地、山萸肉、天冬、枸杞子、女贞子的滋补品。

（2）血虚。血虚一般是指人体的血液不足所造成的一系列表现，多表现为面色无华或萎黄，口唇与指甲色淡，视物不清、眩晕耳鸣、头昏心悸、四肢麻木等。这些症状常见于贫血、营养不良、恶性肿瘤、长期使用化学药物或慢性肝肾疾病的病人。这类人应选择一些含有胎盘、阿胶、桂圆、当归、熟地、白芍、桑椹子、何首乌的滋补品。若气血两虚者，则可选用人参蜂王浆等。

（3）阳虚。阳虚一般是指人的机体功能减退、代谢低下、热量不足等所造成的一系列表现。多表现为畏寒怕冷、四肢不温、面色苍白、夜间多尿、小便清长、大便稀薄、性欲低下、阳痿滑精等。这些症状常见于慢性消耗性疾病、慢性肾炎、肾上腺皮质或甲状腺功能低下的病人和形体肥胖而体力虚弱者。这类人应选择一些含有蛤蚧、鹿茸等温热助阳作用的滋补品。

对主要表现征候为心悸、气喘、口唇与舌质青紫、心胸闷痛的“心阳虚”者，进补应以振奋心阳、温通血脉为主，用含有附子、肉桂、丹参、红花的滋补品。

对主要表现征候为面色苍白、大便稀薄且有不消化食物、泛吐清水、腹有冷感、喜热、小便清、胃口不好，乏力的“脾阳不振”者，进补应以温振脾阳为主，用含有干姜、补骨脂、肉果、白术的滋补品。

对主要表现征候为空腹胃脘痛剧、泛吐清水、喜热喜按、得食痛减的“胃阳虚”者，进补应以温阳暖胃为主，用含有黄芪、桂枝、干姜、吴茱萸、木香的滋补品。

对主要表现征候为气短、动则气喘、痰液稀薄、懒言声低、形寒怕冷的“肺气虚”者，进补应以补益肺气为主，用含有黄芪、党参、五味子、山药、百合的滋补品。

对主要表现征候为短气喘促、动则更甚、咳嗽、易出汗、怕冷、面部虚浮的“肾不纳气”者，进补应以益肾纳气为主，用含有熟地、山萸肉、胡桃肉、五味子、补骨脂、紫石英的滋补品。

（4）气虚。气虚一般是指人体脏腑功能衰退，抗病能力或适应能力下降。多表现为精神萎靡、四肢乏力、眩晕气短、动则心慌、易于感冒等。这些症状常见于年老体弱、久病者，或神经衰弱、贫血、低血压病人等。这类人应选择一些以人参、黄芪、党参、白术、茯苓、甘草、红枣等为主要成分的滋补品；若兼有部分阴虚症状，则可选择兼有气阴两补作用的滋补品，如西洋参片、胎盘口服液等。

此外，有些年迈体弱或久病的老年人，会出现人体营养物质的全面不足，从而造成气、血、阴、阳俱虚的状态。这些人易表现为较长时期的消瘦、乏力、食欲低下、精神不振、失眠等综合反应。这时，应选择一些可补充多种营养成分（如氨基酸、维生素、微量元素、矿物质等）且具有延年益寿、防衰老、抗病等作用的平性营养滋补品，如绞股蓝和一些生物活性物质等。

16. 对付“六淫”有利于养生

风、寒、暑、湿、燥、火，中医称之谓“六淫”，只有善于对付它们，才能保障身体健康。

风：指空气中流动的气流，具有飘荡万物的特性，来骤去急，捉摸不定。医书云：“风为百病之始”。一旦被风所犯，轻者头昏头疼，重者发热恶寒，引起许多疾病。因此冬日不宜受风，夏日也不应贪凉而长时间吹风。

寒：指寒冷，常与风并驾并袭，侵入人体后会引起发热、头疼、关节痛，严重时有腹泻、肚子痛等症。冬日保暖有必要，春末秋初气候多变也要防寒。即使夏日，也不要赤身露体露宿。

暑：指酷热，主要发生在夏天高温环境。暑气侵身，会引起高热、大汗、口喝、心烦，以致中暑昏迷。故炎夏高温，必须防暑降温。

湿：指空气中的水汽侵入身体，造成浮肿、乏力、倦怠、胸闷、腹胀和关节疼等。常见的风湿性疾病，也由此引起。故要保持干燥环境；雨淋雾沾后，及时擦干身体。

燥：是指空气干燥，使人咽痛、口干、唇焦、口燥等。防止办法是多饮水、淋浴等。

火：也是指炎热，但不同于暑，还包含着“热极化火”的意思。它是由其他五“淫”引起的，故关键是防止上述五淫。

第二章
中医与精神养生

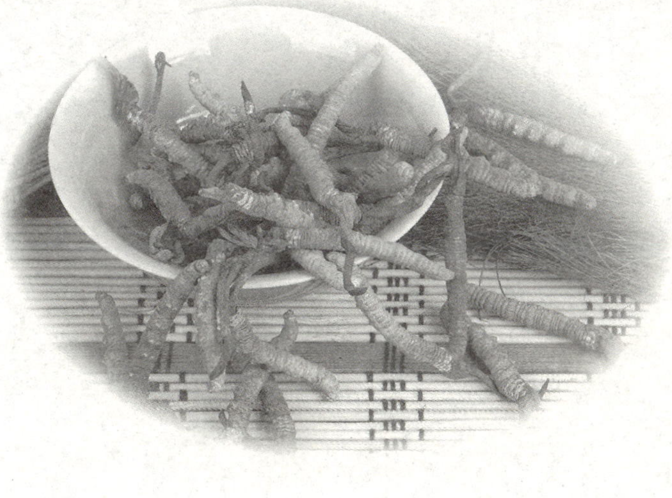

1. 心理养生是防止各种疾病发生的基础

中医学将人的心理活动统称为情志，或叫做情绪，它是人在接触和认识客观事物时人体本能的综合反应。

合理的心理保健是人体健康的一个重要环节，在人生中具有重要价值。

情志是心理活动的外在表现，即指喜、怒、忧、思、悲、恐、惊等人的七种情绪。任何事物的变化都有两重性，既能有利于人，也能有害于人。同样人的情绪、情感的变化，亦有利有弊。

研究表明，悲痛、绝望、困惑、内疚等情绪可严重干扰人体免疫功能，引起某些“自身免疫性疾病”，如风湿性关节炎等。而长期过分压抑，处于厌世等忧郁心境以及性格内向的人，不仅使胃蠕动和消化液分泌受到抑制，引起食欲减退，而且其患癌症的发病率也会增高。长期惊恐可导致肾上腺分泌大量的去甲肾上腺素，使血压升高，心率加快，久之可导致高血压、冠心病、脑血管意外。

可见，各种疾病的发生、发展与心理因素有极为密切的关系。中医学倡导的心理养生，是防止各种疾病发生的基础，领会中医的心理养生观对于促进健康有极为重要的作用。

2. 中医“精、气、神”的养生之道

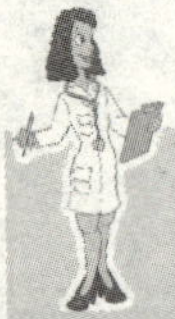

健康小贴士

古人称“天、地、人为三才”，并且认为三才各有三宝，天有三宝日、月、星；地有三宝水、火、风；人有三宝精、气、神。

古人云：“精能生气，气能养神，精旺气足则神活；精竭气枯则神灭。”因此，人身“精、气、神”这三宝，实乃是人生命之根本，也是养生的重点。

祖国医学以“精、气、神”作为养生的基本理论，用以认识和解释人的生命活动与生理功能。

“养精”。“精”在广义上指构成人体生命和维持人体生理功能正常运转的物质基础，包括父母授予的遗传物质和后天所获取的营养物质等。“精”字由米和青组成，为五谷的精华组成，是水谷化生的精细物质，故中医学提出“养精”者首先重视饮食调养。

“养气”。中医学认为人身之气有精气、真气、宗气、卫气、营气、经气等，其中对精气与真气更加重视。历代养生学家都十分重视“养气”。中医学指出，真气主要来源于两个方面，一是自然界的清气（即新鲜的空气，人体不可缺少的氧气），二是指来自人体内的水谷之气；并提出“过劳耗气”，“久卧伤气”，充分说明人要劳逸结合，要爱运动，健康人久卧也会出毛病。人之气以顺为健康，不顺则病，伤气伤身。

“养神”。神为心之主，心主神明，即是生命活力和精神活动的总称，指神、魂、意、志、思、虑、智等方面的内容。神安则心安，心安则人安，说明心理因素对人体身心健康至关重要。

精充、气足、神全，是健康的保证；精亏、气虚、神耗，是衰老的原因。“精、气、神”虽各具其特性，但三者是不可分割的一个整体，存则俱存，亡则俱亡。有医家认为，“精、气、神”为“内三宝”，耳、目、口为“外三宝”，要养生保健长寿延年，必须“常使内三宝不逐物而流，外三宝不诱中而扰”。

要保养“精、气、神”三宝，关键在于修身养性，清心寡欲，则心不外驰、意不外想、神不妄游、情不妄动、气不外耗。气功中的静养功法，就是通过自我调节，控制心身，是保养人体精、气、神一种较好的手段。它要求思想高度集中，静心宁神，摒除杂念，放松全身，达到万念皆空，使大脑皮层处于一种保护性抑制状态，久而久之，能收到保养精气神的功效。精足、气旺、神全，则精神焕发、行动矫健。太极拳、八段锦、五禽戏等，均是调摄精气神的好方法。

为此中医药学将养精、养气、养神列为养生的三要素，从现代保健学的角度可理解为：心理保健（精神保健）、饮食保健、起居保健、运动保健、气功保健、针灸保健、按摩保健、药物保健等。

3. 中医养“精”之道

中医理论指出：精藏于肾，机体生长与肾中精气的盛衰密切相关。肾精充盈，能抵抗各种不良因素的刺激，杜绝许多疾病的发生，有增龄益寿之功。所以，养精之道就是要重点把握以下四点：

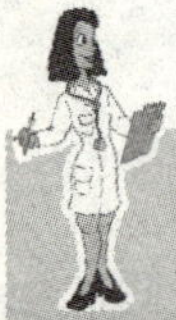

健康小贴士

一是寡欲。《摄生三要》中云：体内之精“所生有限，所耗无穷，未至中年，五衰尽见，百脉俱枯矣，是以养生者务实其精。”故养精之道，贵在根据自己的情况有度有节。

二是节劳。精成于血，血耗致神衰，故养精之道，又当节劳。

三是息怒。人的肝、肾二脏有相火，肝主疏泄，肾主闭藏，相火妄动使肝脏疏泄太过，而肾脏不导封藏，致使阴精潜耗，故养精之道，还当息怒。

四是慎味。酒性悍烈，最能动血，阴血奔驰，使精暗耗，故养精之道，又当戒酒。世间之物，唯五谷导味最正，若能淡食谷味、辅以腥素、小佐调滋，则最能养精。故养精之道，最重慎味。

总之，养精之法，宜避饥饱疲劳，要忌喜怒失节，尤要生活规范、起卧有时、劳作有度，则养精必成。所以《摄生三要》指出：“人如做到寡欲、节劳、息怒、戒酒、慎味，就可达到聚精养肾的养生效果。”

4. 中医养“气”之道

中医向来一贯重视并强调“气”在健康保健和延年益寿方面的作用。我国金元时期的著名医学家李东垣，在其所著《脾胃论·省言箴》中曾说：“气乃神之祖，精乃气之子，气者精神之根蒂也”，若能“积气以成精，积精以全神，必清必静，御之以道”，则可长生。现代科学已经证实，气是人体脏腑等组织器官进行生理活动的物质基础，是人体生命的原动力。

从古至今，凡养生有成者，大都必炼其气，进而习学静功。要炼气，必先静心，然心欲静，必先制眼，使之归于心，则心静而神亦静矣。至此，神抱气、意系息，在丹田中宛转悠扬、聚而不散，则内藏之气与外来之气交接于丹田，日充月盛，使之达于四肢，流于百脉。

人体患病与诸气紊乱有关，因此，为了练气，就要在日常生活中努力做到：心宽不憋气；事急不着气；事烦不生气；共事不伤气；受挫不馁气；逆言不多气；怨言不怄气；刺耳不动气；量大不惹气；为人不小气。

关于养气之道，可以说“忍”和“默”是养气至宝。人生一世不如意之事有十之八九，因此，要想欢乐并和谐地生存在这个反复无常的世界上，就要善于“忍”。但忍不是永远地压制自己，而是要在安乐时坚持居安思危的忍，以防不测风云的来临；在大难当头时要坚持百般的忍，以追求最终的成功。要相信目前虽然处于不幸的环境中，但“东方不亮西方亮，黑了南方有北方”，终究会有峰回路转的一天，以此来不断提醒自己要忍受现在的痛苦，等候时来运转。这也是人常说的很富哲理的一句话“沉默是金”！沉默也好，忍耐也好，它们都是手段，而“金”才是目的。这也是养气的要旨所在。有一首忍字唱道：“忍得争斗消仇憾；忍得清贫志达天；忍得淡泊可养神，忍得言语免麻烦；忍得名利精气和，忍得寂寞安心田；古今寿星忍功高，潇洒生活逾百年；忍字可以走天下，邻里路人大团圆。”

但在特殊情况下，在情不自禁、气塞满胸时，“长啸”也不失为养气良方。宋代抗金名将岳飞，面对山河破碎，“抬望眼，仰天长啸，壮怀激烈。”一声长啸，气壮山河，抒发了悲壮的情怀和满腔的豪气。以此而论，“长啸”应是一种有节奏的体内按摩方式，能够调气、生气、运气、养气，能扩大肺活量，增加肺的通气量，使喉、胸腹协调运动，调节人的情绪和心理；持之以恒，可增气力、强脏腑。

中医认为如果把气理解为仅供呼吸之用的气，是对气的肤浅理解。“龟”静而不食竟能长寿，因其有特殊的食气方法。据报道有一位猎人不慎掉进一古井里，受井底之龟不死的启发，学龟的呼吸姿势生存了几十天，说明“气”如果应用得当，人肯定会延寿。可见到一些功夫，几吨重量的大卡车从人体压过；一头撞去，一掌击下，一拳打下，岩石应声而断但筋骨皮肉不伤。经最精确的摄像数据表明，在人体还没有接触实物之前的一刹那间，物体已解体。怎么解释这一现象？是气的冲击力量先击溃了目标，除此之外没有任何解释。目前科学界对气的认识和研究仍处于朦胧阶段。气无形无象，看不见，抓不到，在运用过程中又受环境、情绪、意念影响而效果不同。要揭示气的更深层奥秘只有客观、正确地认识它，它才能为人类造福。气和人们的密切关系只有中医学的阐述极为详尽。如：气旺神昌，气足形丰，气虚神倦，气虚自汗，气虚下陷，气虚则塞，气滞则淤，气断身亡等。由此可见中医界的前辈们对气的功能早有明确认识和总结。气的概念有两种，一是大自然中供呼吸之用的清气；二是来源于先天禀受父母的真气与后天米谷营养结合而成的精微物质的气。在体内有正气、元气、宗气、营气、卫气，还有五脏六腑之气、三焦之气等。各气充足则身健，不足则病生。气的功能既然能使岩石解体，有强大的抗击力量，就有化掉体内肿物、畅通血管、消除各种疾病的可能。

关键是利用什么方法把大自然中的清气和体内的真气结合起来转化为含有高能量物质的气，用以增强机体生命力为人类造福。神秘的天机早已播撒在中华民族文化史里。只要我们能尊重科学，以实事求是的精神，古为今用广泛合作，总有一天人类的健康长寿会有惊人的突破！

5. 中医养“神”之道

神在人身居于首要的地位，它是人体生命的主宰。唯有神在，才能有人的生命活动现象。“养心在凝神，神凝则气聚，气聚则形全。若日逐攘扰烦，神不守舍，则易于衰老。”故医学家历来认为“得神者昌，失神者亡”，可见神的功能比较微妙。

养神之道的方法甚多，首先应牢记“静则神藏，躁则消亡”的原则。因为神宜静、不宜躁，神气在清静而无杂念的条件下可达到真气内存、心神平安的目的。生理学研究证实，人在入静后，作为生命活动中枢的大脑可以重新恢复到儿童时代的大脑电波状态，使人的衰老生化指标得到“逆转”。

对“神”的护养，佛教有其独特的见解。佛教讲七静，即平静、安静、宁静、定静、真静、虚静、灵静，还强调“色不异空，空不异色”等等。其中心思想是告诫人们要排除杂念、多层次地入静。

但要真正做到“神静”是不太容易的，由于“神”有“任万物、理万机”的作用，故“神”要经常处在易动而难静的状态之中。正如古人云：“作文神去，作事神去，好色神去，凡动静运用纷纭，神无不在。”所以，要想真正做到精神安静是非常不容易的，只有从思想上高度认清了“静养神”的意义，才有可能克服种种干扰，做到“静以藏神”。“肝藏魂，肺藏魄，心藏神，脾藏意，肾藏精。”“五脏尽伤则五神去；除情去欲则五神不苦，是以长寿。”因此，如果一个人心绪浮躁，沉于功名利禄，醉于女色酒缸，是很难达到养神目的的。在这方面，明代书法家董其昌在所著的《画禅室随笔》中，有养神十戒，可以用来规范养神实践：

戒豪饮，豪饮伤神；戒贪色，贪色灭神；戒厚味，厚味昏神；戒饱食，饱食闷神；戒多动，多动乱神；戒多言，多言损神；戒多忧，多忧郁神；戒多思，多思扰神；戒久睡，久睡倦神；戒久读，久读苦神。

6. 养德可养生

中医认为德是中国传统养生学的重要组成部分。因此，历代的智者和养生学家都十分强调养德，即理想、道德、情操、性格等精神方面的修养。比如：

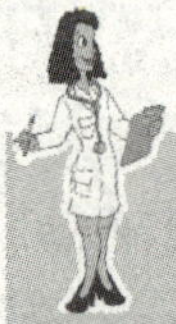

健康小贴士

老子主张去私欲，去贪心，以自然之气养自身之气。他说："祸莫大于不知足，咎莫大于欲得。"老子提倡"见素抱朴"、"少私寡欲"，认为这样才能"知足不辱，知止不殆，可以长久"。

孔子提出"修身以道，修道以仁"和"仁者寿"的观点，并进一步指出"大德必得其寿"，强调"不怨天，不尤人"的达观态度。

唐朝大医学家孙思邈指出："德行不充，纵服玉液金丹，未能延年。"

中医认为养德有两方面的含义：

（1）要养出自然天性，不奢求于物；

（2）要养出仁义之心，待人处世求其宽和而忌苛求。实际上，一个人若品德高尚，不计较名利，常做好事，必然心情愉快，气机舒畅，心神安宁，不管其意识形态的信仰如何，大都是道德、品行高尚的人。他们多具有下列品格：心胸开阔、光明磊落、热爱生活、热爱事业、严己宽人、助人为乐，生活上知足常乐，事业上永远进取。而那些过分热衷于名利、患得患失、心胸狭窄，苛求他人者，尽管家财百万，也必然招致心神不定、七情过度，往往不得终年。

养德从何入手？用一句通俗的话说就是“道路窄处让一步与人行，滋味浓时留一口与人尝”。如果能悟出它的真谛，可谓德性大焉。另外，养德的一个重要方面是“释怨”。古人云：“不责人小过，不揭人隐私，不念人旧恶。三者可养德，也可远人害。”实践证明，这是养德的基本准则。比如，身陷禁锢困境几十年而活到百岁的张学良将军把自己养生的原则归结为“不记仇”三个字，就是很好的明证。

7. 如何进行精神调养

主动调节精神状态，使之有益于身体健康和心理健康的方法，即为精神调养。

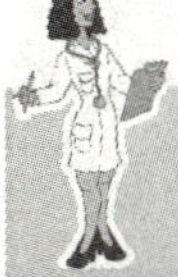

健康小贴士

中医把精神活动分为神、魂、意、志几个方面，认为心藏神、肝藏魂、肺藏魄、脾藏意、肾藏志，脏腑的功能活动与精神活动互相影响。因此，调养精神也就是调养脏腑，脏腑气血运行平衡和精神的协调平衡是互为基础的。

人的喜、怒、忧、思、悲、恐、惊七情在正常程度内对人是有益的或无害的，但过于激烈或过于持久，就会影响脏腑功能，耗伤气血，引起疾病，“喜伤心、怒伤肝、思伤脾、悲伤肺、恐伤肾”。精神调养重在调节情绪，在情志变化在一定程度内，不使某一种情绪过久过强烈地占据心理空间，才能使脏腑协调气血平和。

淡泊名利，保持心境的平和闲适，是保证精神活动有益身体健康的有效途径。满足自己的生存环境和生活方式，不贪欲，不精神紧张患得患失，不在淫欲生活中沉浸，不损害他人和社会，则忧患不能入，邪气不能袭，不会因情志的异常波动而使脏腑失调。

有很多活动可以丰富精神生活，松弛紧张的身心，恢复体力与精力，如运动、游戏、垂钓、种养、书画、棋牌、歌舞、阅读、音乐等活动。休养是用积极的休闲方式来达到人体松弛和调养的目的，同时又修炼精神，陶冶情操，保持精神安定、气血平和。

8. 以情制情治疗疾病

《素问》中说：“怒伤肝，悲制怒；喜伤心，恐胜喜；思伤脾，怒胜思；忧伤肺，喜胜忧；恐伤肾，思胜恐。”

中医学家按不同的情绪将音乐归类，以情制情，对症施乐，收效颇为可观。

（1）悲制怒：怒为肝木，悲属肺金，悲制怒，即“金克木”。选择凄切苍凉的乐曲，如《走西口》（属金），来制约因大怒而致的肝气上逆诸症。待情绪缓解后，再用属“水”、“木”的音乐来滋补本脏。

（2）恐胜喜：恐属肾水，喜属心火，恐胜喜，即“水克火”。

中医古书上有许多“恐胜喜”的故事记载，不过音乐治疗并不是追求恐惧的效果，不是要用恐怖的音调来吓唬病人，而是根据五行相克的原理，用符合水性润下、悠长特性的乐曲。如用《江河水》（属水）来进行施治，对因情志不节而致的神经衰弱、心血管疾患、大喜伤心的癫狂等症，效果均佳。

（3）怒胜思：怒属肝木，思属脾土，怒制思，即“木克土”。“木”乐可以疏通肝气，肝气疏达，则脾复健运，可解除脾郁思积。凡具有轻松、升发特征的音乐（属木），对思虑不解、忧悒抑郁而引起的消化道疾病、头痛、心血管疾病者具有康复作用。

（4）喜胜忧：喜属心火，悲属肺金，喜胜忧，即“火克金”。以欢快明亮的音乐（属火）来解除患者悲愁、抑郁的心情，如《百鸟朝凤》一类乐曲，对因悲愁而致的焦虑、紧张、苦闷、恐惧、消沉、绝望的情绪作用较好。

（5）思胜恐：思属脾土，恐属肾水，思胜恐，即“土克水”。以庄重宽宏、中和温厚，如《友谊地久天长》之类的乐曲（属土）来缓解恐惧，特别具有安神的作用。

9. 重视情志对健康的影响

中医认为情志的异常变化，可以引起和诱发疾病。传说楚国伍子胥为替父报仇，投奔吴国，未通过重兵把守的昭关，心急如焚，一夜之间须发皆白。这当然有些言过其实，但也说明精神因素的影响。情志养生是指通过内心世界的自我调节，排除贪念，保持心态平和，使之健康长寿的方法。通过少私寡欲、知足常乐、心胸豁达、多行善事等四个步骤就可以逐步掌握神志养生。这是指通过自己对外界客观环境或事物情绪反应的自我调节来转变自己的错误思维方式，将心情调节到最佳状态，使之健康的方法。通过戒急戒躁、善调情绪、避生“三气”（闲气、怨气和闷气）等三个步骤可以逐步掌握情志养生。学习静神养生法的关键是学会运用自己的思想去营造幸福。

在社会工作和生活中，甚至在家庭内，各方面的利弊因素的刺激是客观存在的，应胸怀宽广，泰然处之，切忌生气躁怒。有意识地将自己的兴趣转向热爱事业和生活，既可提高情操，也有利于体质。有益的活动越多，无谓的烦恼就越少。

10. 节制七情可滋养精气神

自古以来，我国历代的医学与养生大师都非常重视情绪养生。如《管子·内业》中说：“忧郁生疾，疾困乃死。”《黄帝内经·素问》告诫人们“暴怒伤阴，暴喜伤阳”。《黄帝内经·灵枢》中有“愁忧者气闭而不行”、“思虑多则心系急”；金代李东垣在《脾胃论》中说“凡怒忿悲思惧，皆损元气”，等等。

(1) 情为波。关于“情”，古书《关尹子》上说：“情，波也。”波为动态，可以波光粼粼，令人陶醉；也可以波涛汹涌，令人动魄。作为心理过程的情绪波，是一种情感的外露，反映了客观事物与个体需要之间的关系，中医概括为“喜、怒、忧、思、悲、恐、惊”，谓之“七情”。中医病因学认为，“七情内伤”是人体发病的重要原因。《养性延命录》指出：“多思则神殆，多念则志散，多欲则损志，多事则形劳，多语则气乏，多笑则脏伤，多愁则心慑，多乐则意溢，多喜则忘昏昏乱，多怒则百脉不定，多好则专迷不治，多恶则煎熬无欢，此十二多不除，丧生之本也。”所以，七情过滥必成灾，应以“理”制情，培养良好的性格，用意识来控制自己。

（2）“喜”勿过。中医认为喜是人的愿望实现后的一种激动情绪，表现为满意、愉快、欢乐、狂喜等。一般来说，“人逢喜事精神爽”，是极有利于健康的，所谓“笑一笑、十年少”就是这个道理。然而，喜极了，或暴喜过度，则会冲昏头脑，可使心气涣散，神不守舍，致使精神不集中，甚则失神狂乱，导致不测。例如，高血压病人大笑往往会使血压突然升高，甚至导致中风；心肌梗死病人在发作期和恢复阶段，大笑会加重心肌缺血，有导致梗死的危险，等等。

另外，患有心痛、疝气、阴挺、出血等病症的患者以及妊娠期间的女性，都不宜过度嬉笑。

（3）“怒”有度。中医认为怒是遇到与愿望相违之事或愿望受阻时的心理状态，表现为不满、生气、愤怒、大怒、暴怒、狂怒等。一般来说，怒是最具破坏性的情绪。人怒时强烈的情绪恰似洪水冲堤，扑向致怒对象以“拼个你死我活”。

应当说，怒是个体的自立机制，缺之，人格就不可能完整。但怒要有度、有节制，太过、大怒不止或经常发怒，则会使肝气上逆导致胸满胁痛、头晕头痛、面赤耳鸣，甚至呕血昏厥、目盲耳聋。怒还能伤肾，导致恐惧、健忘等症。

（4）“悲”宜节。中医认为悲是所热爱的事物丧失以及所盼望的东西泯灭时的心理状态，表现为遗憾、失望、难过、悲伤、哀痛、痛不欲生等。应当说，暂时轻度的悲忧，可对大怒、暴喜等情志太过现象起调节作用。但悲忧太过对健康不利，可致气机不畅、耗伤肺气，可致气短、胸闷、胁痛、精神萎靡不振等症，并能伤及肝、心、脾脏。肝伤筋脉、精神错乱；心伤则心悸、恍惚；脾伤则脘腹胀满。

（5）“恐”宜定。中医认为恐是企图摆脱不利情境而又苦于无力时的心理状态，其强度取决于情境危急的程度，从害怕、惧怕、恐慌、恐怖，到呆若木鸡、当场休克暴亡等。人恐时，心智容易紊乱，举止容易失常。古人指出："恐伤肾"、"恐则气下"，使肾气不固、气陷于下，出现二便失禁、遗精骨萎等症，很不利于健康。

与恐有连带关系的是惊。大惊则导致心气紊乱、气血失调，导致心悸、心烦、气短、失眠、痴呆或癫痫。

总的说来，人的喜、怒、悲、恐对健康都有其不利的一面，但"人非草木，孰能无情"？关键在于自己如何主宰和驾驭自己的情感。心理学家提出了正确掌握情绪反应的三条原则：一是要"触景生情"，就是说其情一定要由适当的原因引起，不要"无景"发情；二是其情绪反应的强度要与引起的"缘由"相称，不要使情无端膨胀；三是当引起"发情"的因素消失后，情的反应也要很快平复。如果能牢记并在实践中运用好这三条原则，那么人的七情不但对健康无害，相反会对保护身心带来莫大的益处。

11. "形神合一"可养生

中医认为形与神之间的关系在人体，指的是形质及由形质构成的形体与生命机能活动的关系，中医学认为这二者是密切相关的，即"形神合一"。这与古代唯物主义哲学家的观点基本一致，即"无形则神无以生，无神则形不可活"的形神相互依存关系。中医心理观认为，人的形体与心理之间有极为密切的关系，人的心理现象对人体脏腑、气血、津液等物质及其生理机能有依赖关系，此即"神本于形"；同时，中医学也极重视心理现象对人体的反作用，此即"神为形之主"。

“形神合一”不但认识到形与神的对立，而且主张形神一体、密切联系；形是第一性的，它决定着神的产生与存在，而神对形具有反作用。这一认识，也就是现代医学所说的“身心关系”。

中医学在注重心理养生的同时，同样注重心理疗法。中医心理疗法是心理养生的重要组成部分，如《黄帝内经》中说：“余闻古之治病，惟其移精变气，可视由而已。”视由就是现代人所说的心理治疗。

事实上，历代医学都十分推崇心理疗法，并加以发展。曾经有医家云：“以识遣识，以理遣情，此即心病还将心药医。”“古之医，能疗人之心，预使不致有病。”说明心理治疗在医疗实践活动中是必不可少的内容，是心理养生的重要组成部分。

12. 养生必先养心

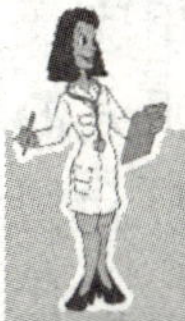

健康小贴士

中医认为心正才能身正，心理不健康必然会导致躯体的不健康。养身必先养心，这是中医学最基本的养生观。

早在春秋战国乃至更早以前，诸子百家对中医心理养生就有较精辟的论述。古人将善心、定心、全心、大心等作为最理想的心理状态，以这些作为内心修养的标准。具体地说，养心要做到三点：一是正静，即形体要正，心神要静，如能这样，就有益于身心；二是平正，也就是和平中正的意思，平正的对立面就是“喜怒忧患”；

三是守一，就是说要专心致志，不受万事万物干扰则能心身安乐。从此以后，历代医学家皆重视心理养生这一基本观点。对心理养生的论述，散见于历朝历代的心理养生方法不计其数，至今也在不断地指导着人们的医疗实践。

13. 养生要保养“真气”

中医认为，生命之本质如同宇宙之万物一样，是由阴、阳二气所构成的。阴气与阳气在人类生命过程中称之为“真气”。真气之聚散兴衰是人生老病死之关键。养神与养形是保养真气的两大方面。调和情志，气顺神守而养真气；饮食有节、运动锻炼、节制房事，则真气源泉永不枯竭；运动不息，无耗伤之虑，真气充而形体壮；动静相间，神欲静形欲动：此为真气养生之道。

调和情志。喜、怒、忧、思、悲、恐、惊七种情志变化，简称“七情”，是人体脏腑对外界客观事物的不同刺激所表现出的相应反应。“人有五脏化五气，以生喜、怒、忧、思、悲、恐”，说明人的情志变化是以五脏精气为物质基础的。过激或持久的精神刺激和情志变化，会导致内脏气机紊乱，伤及相应脏腑之精气。所以，古代养生家反复强调要调和情志，勿使过度，以保证“真气”升降运行的正常。

饮食有节。中医讲究“饮食有节，起居有常”，应以“五谷养之，五果助之，五畜益之，五菜充之。”饮食还应适中适时，不过饥过饱，不暴饮暴食。食物不可任意偏嗜，生冷太过则损伤脾胃阳气，以致寒湿内生，常患腹痛腹泻等症。过食肥甘辛热，痰热内生，阻塞气管为喘为痞，或蕴生痈疽疖肿。烟酒之偏嗜亦当戒节。

运动锻炼。“恒动”是祖国医学养生学的主导思想。有道是“天主生物，故恒于动；人有此生，亦恒于动”，说明宇宙间之生物所以生生不息，是因为恒于动的缘故。人要健康长寿也应经常运动，以保持气血运行通畅。然运动应有节律而适中，若动之过量，则反耗损精血，损伤脏腑筋骨，久之则积劳成疾。

节制房事。房中和谐，夫妻康健而和美。倘不节制房事，甚至纵欲，则耗伤真气，有损健康。《内经》开宗明义谆谆告诫：“醉以入房，以欲竭其精，耗散其真，不知持满，不时御神，务快其心，过于行乐，起居无常，故半百而衰也”。因此，养生学家强调青壮年应保持性和谐，中老年应节欲而戒房劳伤身。

14. 愉快心情有利于养生

中医情志致病学说认为，七情内伤可致脏腑的功能失调，出现腹满、胀痛、呃逆、泄泻等症状。现代心理学则将笑视作一种愉快心境或轻松情绪的体现，对改善抑郁、焦虑、恐惧等情绪状态十分有益。对周围事物荒唐的认识和个人优越感的产生，便会带来心身的放松和快慰。近年来，国外的笑俱乐部生意红火，说明“笑疗”正越来越被现代人所青睐。

从现实生活中也可看出“人逢喜事精神爽，雨后青山分外明”。人在高兴、愉快、喜悦的时候，不论做什么事情都觉得称心如意；人在悲哀的时候，总是伤心流泪，感到心灰意冷，悲观绝望，看世界的一切都是死灰色。一个人的心情、情绪的好坏，同疾病的发生、发展和转归变化有着十分密切的关系。

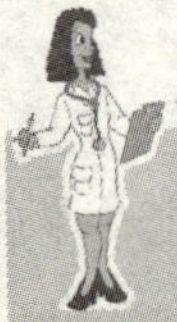

健康小贴士

人常说："天天不发愁，活到百岁头"；"笑一笑，少一少；恼一恼，老一老"；"笑多寿，哭多病"；"忧愁烦恼，使人易老"；"生气催人老，欢乐变年少"。古往今来，以笑治疗的案例也是不胜枚举。

怡悦开怀，是中医常用的心理治疗方法之一。所以，古代很多医家认为，只有怡悦开怀，心情舒畅，情思如意，然后配合服药，方能取得良好的疗效。否则，心情不畅，情抑郁志，则草木无情，食药无功，服药再多，也收效甚微。

15. 自我养生修性的方法

（1）八字箴言法。如果我们仔细研究一下诸如佛家养性坐禅要求"心注一境"、得"佛"而修心；道家养性所讲的"守一而延命"、得"道"求"无为"；儒教养性视修身为根本，"以礼治心"、得"儒"而修"仁"；现代心理学家在养性中主张的"超觉静思"等等，它们的共同点都是强调了调炼心境、排除杂念、万"神"归一、以静制动。剖析其思想基础，就是八个字：积德、行善、节欲、忍让。

积德可使自己的成就感、荣誉感、责任感得到强化。

行善可使自己存在的价值得到社会的公认而朋友遍天下，从而取得精神和心理的满足和平衡。

中医认为节欲可使自己常在七情六欲的生活激流中保持豁达、乐观。

忍让更是现实生活中人们相互交际中的一种美德，它体现了胸襟开阔、气量博大的人格。古代有这样一个故事，某地有条巷子住着张、叶两家，因界墙引起纠纷。张家的主人为当朝大臣，家人寄信要他运用权势干预。张大臣回信写道："千里来书只为墙，让他三尺又何妨？万里长城今犹在，不见当年秦始皇。"张家接信后，便立即主动退让三尺，叶家见此深受感动，也主动退后三尺。从此，两家之间有了六尺巷，子孙也一直和睦相处，留下了千古美誉。

（2）疏泄七情法。有一门崭新的医学心理学"感情应力学"认为，外界对人的刺激如果得不到释放，日积月累，就会形成潜在的"感情势能"，该能量如果超过一定的限度就会使人的消化、血液和神经系统的功能紊乱，导致严重的社会心理疾病，或者加重原来患有的疾病。

中医认为古代的人尽管平均寿命短，但却极少寿终于心脑血管疾病与癌症，而现代人患这种疾病的比例却与日俱增。究其缘由，其中重要的一条就在于远古人粗犷直率，遇到是非能够毫不隐讳地表达自己的感情，因而随时可以求得心理的平衡。现代社会条件下，人们虽然也在复杂的背景下明争暗斗，但却要时时刻刻束缚自我，表面平静，心潮翻滚，即使心里有着极大的痛苦，也不愿任意宣泄真实感情。

因此，感情应力学理论提倡：人们要注意不要积累"感情势能"，不要一概从医药理论上作文章，要多从心理方面来防病治病。多进行一些不良情绪的适度释放、宣泄，和朋友进行情感交流以及心理咨询，让朋友或医生在"对症下话"中使自己收到"话"到病除的效果。

（3）恬淡虚无法。中医认为："恬淡虚无，真气从之，精神内守，病安从来。"恬淡虚无指生活淡泊质朴，心境愉快宁静，外不受物欲之诱惑，内不存情虑之激扰。养生者能做到恬淡虚无，无思虑之患，“嗜欲不能劳其目，淫邪不能惑其心”，则神守于内，形全于外，真气存内而不外耗，故能防病于未然，“年度百岁而作不衰。”思想清静则能够调畅情志，使精气神内守而不散失，保持人体形合一的生理状态。

（4）知足常乐法。中医认为能够知足常乐，就会坦荡无忧愁。孔子说：“君子坦荡荡，小人常戚戚。知足者，志闲而少欲，心安而不惧，形劳而不倦。”“美其食，任其服，乐其俗，高下不相慕。”不知足者，所欲不遂，必然烦恼怨恨、郁闷而耗气伤神。李庆远在《长生不老诀》中写道：“山野之人，恒较城市之人为长寿。”“盖山野之人，起居有常，无名利之系其心，浑然天真，故可以延年也。若城市之人，起居无常，犬马声色之事乱其神，富贵荣辱之念系其心，心无片刻宁，神无片刻安，搅扰不休，故不足以保寿也。”

（5）专心致志法。中医认为专心致志，则心神无过用之虞，心血无耗散之虞，元气无失散之虞，练功无杂念干扰之虞。故《老老恒言·燕居》指出：脑力“用时戒杂，杂则分，分则老。唯专则虽用不劳，志定神凝故也。”

（6）精神寄托法。这是通过从事具有浓厚兴趣的某种工作或文体活动，以获得精神满足和生活动力的养生法。《寿亲养老新书》说：“养老之法，凡人平生为性，各有好嗜之事，见即喜之。有好书画者，有好琴棋者。”人们从事自己感兴趣的著书立说、读书、种菜、养花、作画、弹琴、下棋、听音乐、观戏剧等活动，有助于陶冶性情、丰富生活、增强自信，保持心身愉快，消除烦恼与忧虑，从而使精神有所寄托。事实证明，剥夺人们的正当爱好，会严重影响人的身心健康。

（7）闭目养神法。如果有紧急事务需要处理，实在无暇练功，或劳累了一日，晚上还要赴约，那么，最好采用最简单的情志养生法——闭目养神。轻闭双目可起到精神内宁、清静养神的效果。具体做法：轻闭双目，意守脐下丹田，自然呼吸，或站，或卧，或坐，体位随适而安，时间10分钟或半小时。

以上情志养生诸法，不仅有助于练功者身心康泰，也是脑力劳动者消除大脑疲劳的一种方法，更是做人之根本。因此，古人总是将修身、治学、养生、练气、积德等方法熔于一炉。我们若尽力去做，诚可使人心身健康。

16. 人要恬淡养神

中医认为神是生命活动的主宰，亦是生命活力的体现。古代养生家论养生，最重养神。《淮南子》有“神贵乎形”之说，认为：“以神为主者，形从而利；以形为制者，神从而害。”神作为生命活力的体现，必须以精和气为物质基础，神大用则耗气伤精。另一方面，神为生命活动的主宰，其盛衰直接影响脏腑气血、四肢九窍的功能健康与否。故而历代医家把调摄精神作为养生保健、预防衰老的重要措施。

古代养生家提倡“恬淡虚无”以养神。这一提法明显受到道家“清静无为”思想的影响，对此必须有正确的理解。

首先，清静无为固然可以排除刺激因素对心神的干扰，确有预防衰老、延长寿命的作用。但是，人生一世无所作为，纵然长命百岁，对于社会来说徒然消耗物质财富；对于个人来说，终日饱食，无所事事，变成行尸走肉，于己于人均失去生命的意义和价值。因此“无为”应该是积极意义上的无为，即“有所为而有所不为”。对于业务、道义范围内的事情，应该“有所为”而合理用神，尽量发挥自己的聪明才智；对于勾心斗角、争名夺利等有害于世而实际上亦无益于己的事情则应尽量摆脱而“有所不为”，避免私己欲念、名缰利锁对心神的困扰和折磨。所以，“恬淡虚无”的“虚无”应该从排除私心杂念、物欲名利的角度加以理解，才是积极的、正确的养生防老之道。

其次，养神与用神还有一个“度”的问题。在生理条件许可的限度内要积极、正确地用神。虽然过度用神会伤神耗精，但适度用神会使神思敏捷、精神健旺，荒废神思反而致使精神懈怠、迟钝健忘而衰老早至。当然，这个“度”因不同个体而有差异，老年人及患疾病者因精力虚损，较之青壮年尤应注意避免用神过度。关于情志刺激亦如此，人生活于社会群体之中，不免受到外来的情志刺激，绝对的“六根清静”是不可能的；而且，“心若死灰，形如槁木”，对外界刺激无动于衷亦不利于心神的调节修养。正确的态度应该是淡泊情怀，既有必要的情志反应但又不过于激烈，既有所感悟但又不要念念不忘，终日为情所困。能够掌握好这个“度”，恰当、合理地处理养神与用神的关系，才是准确把握“恬淡养神”的实质，对保健防老才具有实际意义。

另外，神虽然是生命体的主宰，但尚靠精气以充养、形体以涵载。精气充沛、形体健壮亦是神旺的物质基础，故养神除了平心静气、淡泊情怀的精神调摄外，尚需与调气、保精、健形等其他养生保健方法互相配合；若单纯强调清心寡欲而不及其他，则未免失之于偏。

17. 和气才能养生

中医认为养生之道，妙方万千，当数和气为首。

现代疾病70%属于身心疾病，例如冠心病、高血压、脑血管疾病及癌症等都与心理情绪（即喜、怒、忧、思、悲、恐、惊）密切相关。由于现代生活节奏加快，“七情六欲”反复刺激，心理失去“和”的平衡，致使经络不通、阴阳失调。百病气上得，怒则气上，喜则气缓，悲则气淌，恐则气滞，惊则气乱，劳则气耗，思则气结，和则气顺。喜怒哀乐为人之常情，烦恼忧愁为人之伴侣。人生就是风风雨雨、坎坎坷坷。故要正确对待人生，提高自己的内在素质，不断修身养性，使自己心静平和，适应社会环境，与自然“和”，与社会“和”。

如何利用“和”之境界？凡事要往好处想，往宽处想。佛教有个笑口常开的弥勒佛，人称“大肚能容，容天下难容之事；慈颜常笑，笑天下可笑之人。”郑板桥说得好：“难得糊涂”，“吃亏是福”。人与人之间应少一点私心，少一点计较，少一点忌妒；多一点爱，多一点理解，多一点宽容。人和家和万事兴。中医认为：“春有百花，秋有月，夏有凉风，冬有雪。若无闲事挂心头，便是人间好时节。”热爱生活，热爱自然，你会感到生活是美好的，自然是友好的，山山水水、花草树木都是我们的朋友。一个人只有时时保持心平气和，才能达到性命双修、益寿延年。

18.“静以养心”

“静以养心”是中医学的传统观念。“养心”类同于养神、养性，泛指精神、性格、思想意识的修养，涉及心理健康问题。“养心宜静”源于春秋战国时代老庄学派“清静无为”的思想，《黄帝内经》进一步阐述提出“恬淡虚无，真气从之，精神内守，病安从来”，及“内无思想之患，以恬愉为务，以自得为功，形体不敝，精神不散，亦可以百数。”指明了养心的目的是防病延年，只要做到思想安静乐观，精神专一不散，形神合一，就能达此目的。其后历代医家多有类似阐述，较典型的如《养生四要》中提出“心常清静则神安，神安则精神皆安，以此养生则寿。”可见，“静以养心”是我国养生学中一致公认的祛病延年的重要方面。

“静则神藏，躁则消亡”，“静者寿，躁者夭”，说明清虚静定可少耗神气，故寿；躁忧不定则耗神，催人衰老而夭。好学不倦之人读书明理、胸襟开阔，处事从容、心地善良，不计较个人得失，仁者寿长。好学不倦的人，心志清静、专心于学，达到“恬愉”境界，对身心健康大有裨益。

静以养心的内涵，概括起来有以下三点：

一是少私寡欲。《内经》以“志闲而少欲”为长生之道。《养生诀》一书更明确提出：“且夫善摄生者，要先除六害，然后可以保性命，延驻百年。薄名利，禁声色，廉货财，损滋味，去忌妒。害不除，万物纠心，心岂能静。”实际上，减少私心杂念，降低欲求，就减轻了思想上不必要的负担和忧虑苦闷，达到“内无思想之患，淡泊明志”的境地，从而保证思想活动的正常运转。

二是调摄情志。在减少私心杂念的同时，性格自然会趋向乐观愉快。对老年人来说，还要重视培养自己的理智与冷静的头脑，凡事从容以待。人生不可能一帆风顺，老年生活事情多，对各种突然来的袭击做到处变不惊，对待慢性疾病和困难以“既来之，则安之”的态度冷静处理；遇逆境，要能善自排解，泰然安度晚年。

三是陶冶情操。有些长寿老人，看似静养，实则静中有动。我国曾有一位大书法家在108岁时说过：“写字也是一种运动，练字就是练身，是一种很好的健身运动。用自己的心、情、意写字，以动中有静，静中有动，血脉豁然贯通。有时写字于动，能写得出汗；有时写字于静，竟然天上打雷也听不见。”可见写字是心静体动，动与静相辅相成，既锤炼书法艺术、陶冶情操，又增进身心健康。

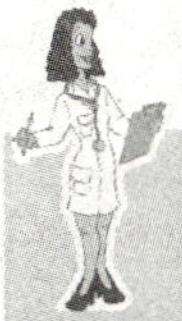

健康小贴士

作为21世纪的新型健康老人，应该包括身体健康和心理健康两个方面，能够长期坚持做到动以健体、静以养心，就一定会身心俱健，从而延长寿命。

19. 自信可养生

中医认为自信可使人经常处于愉悦的状态。这样，血液循环流畅，大脑供氧量增多，思维较为敏捷，而体内的肾上腺皮质素等激素能正常分泌，使免疫系统功能正常，能抗御病毒侵害而少患疾病。

中医认为，自信可使人常“处之泰然”，则“清气上升，浊气下降，气顺血和”，而“心有所养，神有所安”，不会被“喜、怒、忧、思、悲、恐、惊”这“七情”所扰，故可望“诸疾不生”而“永享天年”。

自信，对老年人来说就更为重要。人老了，如缺乏自信，必会精神颓唐，悲观失望，以致百病丛生。可见，自信是健康长寿的保证。其实，老年人的自信是在日常生活中养成的。当你退休而离开工作岗位时，要自信“天生我材必有用”，自会寻找身体许可展现自我发挥余热的事儿干。对孩子少操心，自信“一代更比一代强”。若有病，便“既来之，则安之，自己完全不着急”，要有力争早日康复的自信，相信现代医药能把大多数病治好，保持热爱生活、向往未来的愉悦心情。

20. 发泄悲郁可养生

中医认为通过宣发疏泄畅达的方式，使心中的悲伤郁闷得以发泄，是以调节情绪达到养生防病的一种心理养生方法。悲哀是一种消极情绪，最易损伤人之神气。

古人曾说："不尽如人意常八九，如人之意一二分。"现实生活中，一般来说，人的一生处于逆境的时间是大大多于顺境的时间。即使是历史上的帝王将相，现代生活中的富豪、名人，都无法摆脱各自的忧伤和烦恼；更何况常人，生活中的悲郁之情更是不计其数。

经对许多长寿健康老人调查，这些老人同我们常人的生活没有任何不同，生活中的不顺之事，生活中的悲郁之情，时常有之，有的人一生遇到的悲伤不计其数。但这其中的大多数人，有了悲郁之情都能正确对待，及时转移，及时发泄，没有人将悲郁藏于其心长久不忘。

中医认为"百病皆生于气"。如果郁结的不良情绪是暂时的，机体很快可以恢复正常。但如果不良情绪过分强烈或持久，就可能造成脏腑功能失调而引起多种身心性疾病。

现代研究证实，持久的不良情绪特别是表现为烦恼、忧郁、悲伤的情绪，如果长期得不到发泄，可通过神经、内分泌系统影响机体的免疫功能，使人体对细菌、病毒及肿瘤细胞的抵抗力下降。

解除悲郁的最好方法是及时发泄。发泄能使人从苦恼郁结的消极心理中得以解脱，尽快恢复心理平衡。利用倾诉和交谈或其他方法进行感情宣泄，心理学上称为"发泄疗法"，也就是中医认为的"郁则发之"。

21. 保健有五难

中医认为保健有五难，这是历史上有名保健学家嵇康的有名论断，实则也是指目前普通百姓保健方面的主要难点。此五难说明保健的根本是要祛除不利于身心健康的因素。这五个因素是制约保健的关键，如果在生活中能加以克服，对中老年人会有很大的益处。

（1）“名利”干扰。一个热衷于“争名于朝、夺利于市”的人，不可能有健康的身心。名利是保健的大敌，只有除掉名利观念，才可能保持身心健康。

（2）“喜怒”侵害。喜怒是情志的两个极端，如果活动过强、表现失当，一个人的喜怒哀乐等情绪就会导致疾病，损害健康；如果善于调控情绪，除掉不合理的喜怒，就可能促进身心健康水平的提高。也就是说情绪影响保健的成败。

（3）“声色”破坏。如果一个人迷恋于声色犬马，过着荒淫靡乱的生活，那他要想获得身心健康，就会“难于上青天”。只有下决心改邪归正，与放荡不羁、淫乱不堪的生活一刀两断，才能与健康逐步接近。

（4）“滋味”妨碍。所谓“滋味”，不是指满足基本生理需要的吃喝，而是指对大吃大喝、豪华餐饮的过分追求。如果总是迷恋于此种“滋味”，就一定会影响健康。只有在生活上始终保持朴素作风而不贪嘴的人，才能保持并增进自己的身心健康水平。饮食上滋味太过是招致疾病的根源。

（5）“神虑”消散。神需形而存，形依神而生。在肯定形体产生精神的前提下，精神对形体有重大的反作用。因此，古代思想家、医学家认为，要保持健康，必须守住精神，不要让它消散。

22. 心态平衡是养生的法宝

中医认为克服私欲，淡泊名利，宽容别人，心存善良，达到精神上乐观，是取得心态平衡的一种养生法。即精神上的乐观、生活上的知足。首先，当去除名利思想，“于名于利，若存若亡；于非名非利，亦若存若亡”。其次，当节喜怒，因为五志七情之变，最能伤人精神，如怒伤肝，喜伤心，思伤脾，忧伤肺，恐伤肾。一旦抑郁成疾，则非药物所能疗，又非别人所能解，只能自制自克，才能保持健康。再者，当不近声色，不妄作劳。若乐而忘返，损精耗气，则病变百出。《素问·上古天真论》曰：“恬淡虚无，真气从之，精神内守，病安从来?”所以人要有所追求，但不可奢求。奢求不得，会气阻伤身。

中医认为，人若恃情欲不放，于儿女恩爱之间牵缠不休，就会失去自由的本性；人若恃财势不放，于名缰利锁羁绊中不能解脱，就会失去幸福。如果能够做到不慕名利，忘怀得失，放宽一些便会得到自己的幸福，以免不到中年便早早白头。

中医认为，人是一个有机的整体，人体内部各脏腑组织之间以及人体与外界环境之间，存在着相对的动态平衡，使人体保持着健康。一旦这种平衡受到破坏发生紊乱，人体就会发生疾病。对于病因的认识，不同的医学派别各异，但大部分医家将之概括为“内因”、“外因”两大类，一般将风、寒、暑、湿、燥、火的六淫和戾气称为外因；将七情、房室、饮食、劳倦称为内因。陆士锷在《医学南针治病总论》中说：“内因、外因为病之根源，兹分两种，便于认证也”。在内因中，很重要的方面，是情志因素。所谓情志因素，是指精神及情绪活动的致病作用，即传统上所说七情内伤的致病作用。

《素问·移精变气论》曰：“往古人居禽兽之间，动作以避寒，阴居以避暑，内无眷慕之累，外无伸宦之形，此恬淡之世，邪不能深入也。”“当今之世不然，忧患缘其内，苦形伤其外，又失四时之从……故祝由不能已也。”

为“恩爱”、“名利”所累者，恃情欲、恃财势自缚，自甘迷复，“血气动于内，物惑诱于外”，“七情”为之所牵，或惊喜，或忿怒，或哀怨，或痛苦，或失望，或憎恨，或凄怆，使人的情志活动过于紧张、激烈、恃久和失调，导致人体脏腑气血变化失常。

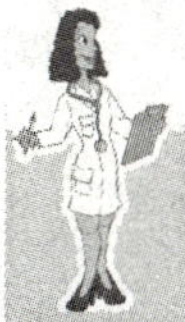

健康小贴士

据有关资料显示，我国百岁以上的老人，普遍心态平衡，生活知足。他们性情温和，待人宽厚，睦邻相处，很少与邻居闹纠纷；他们心平气和，不生气，不动怒，不喜欢与人发生冲突，很少有人为自己的私利与人争吵；他们性格开朗，爱说爱笑，很少忧虑。有人总结了这些人的长寿之道就是心态平衡，遇事想得开。

市场经济，机会增多，但机遇、运气等各种因素并不均等。中医认为中老年人应求其所能求，舍其所不能求，心安自得而培养元气。欲望强烈之人有损元气，健康无从谈起。孔子说得好：人老了，气因已衰，戒之在得。《聊斋志异》的作者蒲松龄也指出：“心之逸者其神定，观之达者其形固。”古往今来人们在谈到养生长寿之道时都十分强调这一点。在平时，想着人上有人，天外有天，人不可与人比，比上不足，比下有余等这些道理，心态就容易平衡。就连郑板桥的名句“难得糊涂”，也含有很多积极意义。所以，中老年人要淡泊名利，精神上有所寄托，有超脱权位名利等世俗观念之外的追求，体内永远保持一种蓬勃浩然之气。

23. 妄自逞强不利于养生

老子说：活生生的人皮肤机体都是柔弱的，死后变得僵硬。草木活着是柔软脆弱的，死后变成枯槁的。所以坚强的东西属于死亡的一类，柔弱的东西属于有生命力的一类。因此拥兵称强导致灭亡，树木粗壮就要遭到砍伐。强大的处于下位，柔弱的处于上位。譬如树木粗壮的干和坚强的根处在下，而柔弱的枝条却轻拂在上边。

老子认为“物壮则老”，人若妄自逞强，必然做出不合于“道”的事，招至过早衰老夭亡。所以他提出化刚强为柔弱的原则。这和中医学的养生之道是一致的。中医认为应避免壮盛时竭精耗真，而须“中和守柔，不可过分，适而可止”，这与老子所说“知止不殆，可以长久”的精神实质是相符的。

老子说：“柔者道之用”，“守柔曰强”，“骨弱筋柔而握固”（婴儿的骨头是弱的，婴儿的筋是柔的，可是他握起拳头是很紧的）。这些“柔”、“弱”都是指新生的东西，有生命力的东西。在老子那里新生的柔弱是其茁壮成长的标志，有着积极的意义。

24. 养生就要制怒

中医认为人要想长寿就应首先戒怒、忍性，使身体内的“火”不烧出体外，精神才能镇静。人体内的肝脏主木，当肝的功能正常使所得营养同化为自身时，才能使“火”不虚发。这只有戒怒制性，平肝息火才行，如此才能延年益寿。

要养生“戒性”，就应对“性”有正确的分析和认识。所谓“性”，就是指人的自然本性，即生理本性，如摄食、避害等等。荀子曰：“性者，天之然也；情者，性之质也；欲者，情之应也。”性是天然生成的并和“情”、“欲”有着密切的关系，尤其是性情有着相表里关系。人在生活中若不知“戒性”，性情就会发生变化，失去平和，而“大怒”使人体超过了耐受能力，就会引起病痛。正如《内经》曰：“暴怒伤阳，暴喜伤阴，厥气上行，满脉去形”。

性情致病，一般有两个特点：一个是以外刺激作为诱因，另一个是取决于得病患者的思想认识和思想活动。外界刺激是必然条件，性情活动是主要依据。当人体内部脏腑功能活动，气、血、精、津、液的运动正常时，一般外界刺激不会引起疾病；但当其脏腑功能降低，气、血、精、津、液不足时，人受到外界刺激便易发“怒”。所以，“戒怒”要从两个方面去努力：一个是避开致怒的外界刺激，另一个是加强个人的修养。

25. 养生就要节制

中医认为人的情欲如不能节制，则会损耗精血。放纵的贪欲，则会使精神过度紧张；体力大量的消耗，引起身心的过度疲惫，久之则正气大亏，损肾伤脾。还有什么办法去保养身体而使其长寿呢？

《寿世保元》曰：“年高之人，血气既弱，阳事辄盛，必慎而慎之……若不制而纵欲，火将灭，更去其油”。医学中临床所见因房劳过度而伤肾者，多有见之。尤其是少数年轻人，婚后纵欲，以至遗泻无度，精关不固，轻者体弱肾亏，重者未老先衰。张景岳指出：“欲不可纵，纵则精竭，精不可竭，竭则真散。盖精能生气，气能生神。营卫一身，莫大乎此。故善养是者，必宝其精。精盈则气盛，气盛则神全，神全则身健，身健则病少。”

无论是中医学还是养生学都一致认为，节欲是人养生的重要部分。

26. 过度恐惧不利于养生

中医认为恐比惊相对来说，来势较缓。恐与惊密切相关，略有不同，多先有惊继而才生恐，故常惊恐并提。然惊多自外来，恐常由内生。恐，是指恐惧不安、心中害怕、精神过分紧张，时时提心吊胆，怕说错话，怕做错事，怕得罪人，甚至碰到无理的晚辈也会恐惧不安。此类中老年人时时处于精神的恐惧之中。恐惧给中老年人身心健康带来的影响是巨大的。

“二战”时，纳粹在一个战俘身上做了一个残酷的实验：将战俘四肢捆绑，蒙上双眼，搬动器械，告诉战俘：现在对你进行抽血！被蒙上双眼的战俘只听到血滴进器皿的嗒嗒声。战俘哀号一阵之后气绝而终。其实，纳粹并没有抽该战俘的血，滴血之声乃是模拟的自来水声。导致战俘死亡的，是“抽血”的暗示：战俘耳听血滴之声，想着血液即将流尽，死亡的恐惧不断产生，瞬时即导致肾上腺素急剧分泌，心血管发生障碍，心功能衰竭。

所以说，恐惧是中老年人健康的大敌。由于其正常生活被恐惧所包围，所以在精神方面会感到特别的紧张，表现为如临深渊、如履薄冰、人将捕之等。严重者亦可导致神昏、二便失禁。中医认为“恐伤肾”，恐惧过度则耗伤肾气，使精气下降不能上升，升降失调而出现大小便失禁、遗精、滑泄等症，女性出现月经不调等症，严重的会发生精神错乱，癫病或晕厥。生活中这样的例子不胜枚举。所以说，恐惧情绪不利于中老年人的养生，恐惧是中老年人健康的大敌。

27. 思虑过度不利于健康

思，是指思虑过度，忧思重重，胡思乱想，患得患失。中医学认为，思则气结，就是脾气郁结，从而出现纳呆、脘腹胀满、便溏等脾失运化的症状。

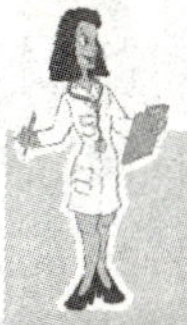

健康小贴士

日本人抗衰老有三个秘诀：吃饭八成饱，万事想得开，家庭成员和睦相爱。其中万事想得开就是不斤斤计较、患得患失，不因小事而伤感、思虑重重，不想入非非，而要心胸广阔、性格开朗，什么事情都要想得开。

梁启超给冰心写过：“世事沧桑心事定，胸中海岳梦中飞。”意思是：世界上虽沧桑变化，我心事笃定，无论你怎么变化，我心里有数。心里各种烦恼的事啊，做个梦，睡一觉也就过去了。法国人卢梭说过：“节制和忘却是人类两个真正的医生。”当然我们不提倡凡事皆忍耐、节制与忘却。然而，若忍耐、节制、忘却有益于身心健康，有利于工作学习，又何乐而不为呢?！消除忧虑和烦恼，对于养生延年是十分有益的，特别是老年人更应开朗解思，欢欢乐乐安度晚年。

28. 悲伤不利于健康

悲即悲伤，是由于痛苦哀伤而产生的，多见神气不足，意志消沉，面色惨淡，时悲痛欲绝，时泪涌欲哭。忧即闷闷不乐，忧心忡忡，愁眉苦脸，整天长吁短叹，不思饮食，垂头丧气。悲忧常在一起，时悲多忧少，时忧多悲少。中医认为，悲忧为肺志，悲哀太甚，则肺气抑郁，甚至耗气伤阴，致形瘁气乏。《红楼梦》中的林黛玉就是因为长期郁郁寡欢、忧愁悲伤，终日以泪洗面，最终忧郁而死。临床中，我们经常看到一些慢性病病人或肿瘤病人，本来他们的病情可以得到控制，生存质量还不错，存活时间还可以延长，但由于目睹了亲人的逝世，或蒙受重大损失而过度悲伤，病情突然恶化而造成死亡。因此，要提醒人们，在日常生活中一旦发生或遇到不幸的事情，一定要节哀，以保重身体健康为要。

世上的事情总是变化多端，有顺利之时，有悖逆之事，时好时坏。而人要正确对待人生，正确对待自己，不为失败所困，不为名利所累，不为富贵所淫，不为生理缺陷所感伤。凡利害攸关者，宜采用“忍”和“忘”的处方，保持心情舒畅、情绪乐观，在苦中求乐，在逆境中觅快意。乐观的精神可使中枢神经系统兴奋，增强消化、吸收、分泌、排泄功能，促进新陈代谢，提高人体免疫力。著名生理学家巴甫洛夫曾说过：“愉快可使你对生命的每一跳动，对生活的每一印象，易于接受。无论是躯体上的，还是精神上的愉快都可以使身体发展，身体强健。”科学家经过长期的观察发现：心情舒畅的人要比心情忧郁的人患病少，没有精神负担的患者要比精神压力重的患者痊愈得快，胜利者的伤口总比失败者的伤口愈合得快。据调查，80 岁以上长寿老人，96% 是乐观的、富有人生乐趣的。乐观对健康长寿十分有益。为了健康长寿，我们应该主动追求快快乐乐、无忧无虑的生活方式，远离忧郁悲伤，常怀童心，常怀乐意，使心理处于年轻的状态而不衰老。

29. 适度喜悦有利于健康

“喜”本是好事，为何有的却变成病因？这里关键是一个“度”字。中医认为喜为心志，在正常情况下，喜能缓和紧张情绪，使气血调和、营卫通利、心气舒畅。俗语说：“人逢喜事精神爽。”然而喜也有其限度，若超过极限，或对突如其来之喜事情感节制不好，则对健康不利。因为暴喜过度，则气血涣散，不能上奉心神，神不守舍，可出现失神狂乱等征候。《儒林外史》中“范进中举”的故事就是喜极则生病的典型事例。范进科考屡次不第，十年寒窗不得志，一旦中举，突然而喜，喜极生悲，而使举止发狂，疯癫而目不识人。生活中，此类事例不胜枚举。有一个企业家，本有高血压病史，突然获得一大批产品订单，高兴得不得了，结果血压骤升导致中风。另有一位老人家，十分疼爱他的小孙女。有一天他观看孙女的文艺比赛，孙女荣获第一名，老人家高兴地鼓起掌来，突然感到胸部剧烈疼痛，大汗淋漓，幸好及时送到医院抢救而免于一难。原来老人家有冠心病，突遇喜事，情绪激动，冠状动脉痉挛狭窄，发生了心绞痛。所以，有高血压、冠心病等慢性病的患者，对突然而来的喜事，要懂得节制，要时时注意心理平衡。

我们提倡适度喜悦，平时仍要常存欢喜心、安乐心，保持乐观的情绪。要学会苦中作乐，在逆境中觅快意。每遇不如意的事情，即与更甚者比之，比上不足比下有余，心即坦然大乐。保持良好的心态，也是适度喜悦的一个重要方面，若能掌握，可谓善养心者。

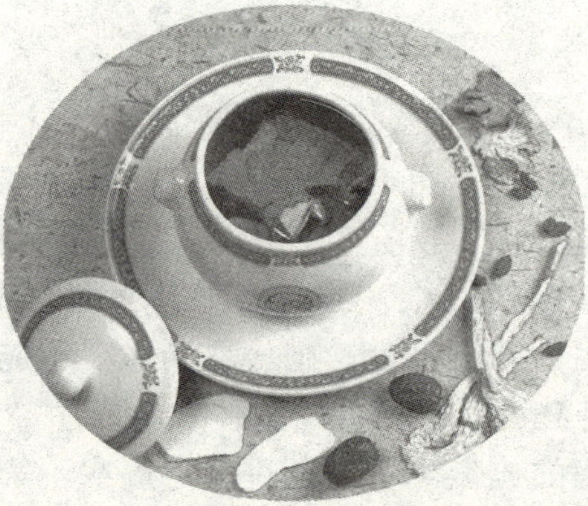

第三章

中医饮食养生

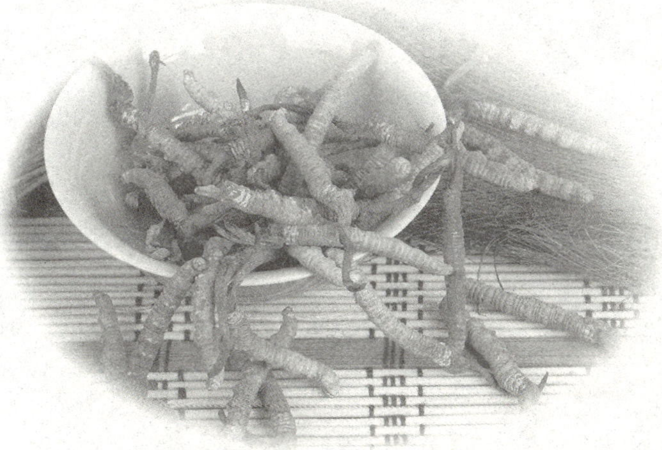

1. 饮食可养生

“人受气于谷”，饮食水谷进入人体后，经脾胃的运化，吸收其中精微物质，再经脏腑的气化作用而同化成为气血津精。气血津精作为构成人体、维持生命活动的基本物质，有赖于饮食精微的化生和充养。

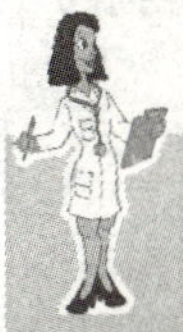

健康小贴士

《养老奉亲书》指出：“主身者神，养神者精，益精者气，资气者食。食者生民之天，活人之本也。故饮食进则谷气充，谷气充则气血胜，气血胜则筋力强。”因此，饮食是“立命之本”，是保障健康、预防衰老的后天物质基础。

但是，任何事物都有其两面性，饮食既是长养人体、维持生命活动所必不可少的，但亦是导致疾病、影响健康的重要因素之一，俗话所说的“病从口入”，即指此而言。关于饮食致病作用，大致包括两方面：一是饮食营养成分不适当对健康所造成的影响；二是饮食卫生不良所引致的疾病。饮食营养失当系指所摄入的食物所含的营养成分不足（营养不良）或不全面（营养缺乏），由于维生物必需物质的缺乏而引起的生长发育障碍或生理活动的失常。如饥饿引起的蛋白质、碳水化合物、脂肪等的摄入不足，维生素或碘、钙、铁等元素的缺乏，等等。但按照中医的传统理论，饮食的营养失当还有“五味偏嗜”的问题，这实际上亦是一个营养失调问题。中医把食物营养成分分成酸、苦、甘、辛、咸五味，认为五味各入五脏，长期偏嗜某一味道的食物会引起相应的脏腑气机偏亢，从而整体气机失衡而损害健康。这与现代医学认为过食咸物会引起高血压、过食膏粱厚味而摄入胆固醇过多可致动脉硬化等是一致的。至于饮食卫生不良，一指对食物处理不当，污染了有害人体健康的致病邪气或毒物；二指饮食失节，如暴饮暴食、过饥过饱、过冷过热等对脾胃造成的伤害。由于脾胃为后天之本，水谷精微全赖脾胃以受纳、运化，故历代医学对饮食失节所导致的脾胃损伤尤为重视和强调。

鉴于饮食精微是气血津精等抗衰老物质的化源所在，而饮食失节除了有碍气血津精的充养外，还会损伤作为后天之本的脾胃的功能，因此保健养生、预防衰老的饮食调摄必须包括均衡营养、促进脾胃消化吸收功能两方面的措施。

均衡营养，按照中医的传统说法就是“谨和五味”。谨和五味不仅指食物酸苦甘辛咸五种味道的和调适宜，更实质的是指各种具有不同营养成分和营养价值的食物均衡搭配，用《内经》的话来说，就是“谷肉果菜，食养尽之”。各种食物，不论其精粗贵贱，对人体都各有其独特的营养价值，只有均衡搭配，混合食用，才能满足生长发育和正常生理活动的需求，保证身体健康。因此，历代养生家对于饮食均着眼于营养丰富而主张淡泊滋味，如清代朱彝的《食宪鸿秘》即谓：“养生之人，饮必好水，饭必好米，蔬菜鱼肉，但取目前常物，务鲜，务洁，务熟，务烹饪合宜。不事珍奇，而自有真味；不穷炙，而足益精神。”可见，谨和五味、均衡营养是饮食保健的一大要领。要想有一个健壮的体魄和旺盛充沛的精力，防止衰老的提早到来，就要在饮食方面调适五味，均衡营养，确保所摄入的营养成分既充沛又全面。

饮食保健另外必须重视和强调的问题是培养良好饮食习惯，防止因饮食失节而对脾胃造成的伤害。因为胃主受纳，脾主运化，脾胃是饮食水谷消化、吸收、化生精微物质的场所，是“后天之本”，为保健养生必须调养的脏腑。“饮食自倍，肠胃乃伤”，饮食失节，时饥时饱或暴饮暴食，必将超出脾胃所能受纳、运化能力，扰乱其生理节律，而食物的过冷过热，或粗硬难以消化，亦会对脾胃产生不良刺激或造成损伤。脾胃受伤不仅出现病变，而且受纳、运化水谷精微的功能失常而致气血津精生化乏源，脏腑形身失养。因此，对于青壮年来说，饮食失节可致身体瘦弱而多病早衰；对于老年人来说，则能引致衰老的加甚、加快。保健养生、预防衰老必须形成良好的饮食习惯，饮食有节，平调寒热而不可图口腹一时之快。对此，《老老恒言》作如下强调：“勿极饥而食，食不过饱；勿极渴而饮，饮不过多。”《抱朴子》曰：“食欲数而少，不欲顿而多，得此意也。”凡食总以少为有益，脾易磨运，乃化精液，否则极补之物，多食反至受伤。故曰：“少食以安脾也。”这种少食多餐的饮食习惯，对于脾胃已经虚衰、消化吸收能力较差的老年人尤为适宜。

饮食保健还有一个注意饮食卫生，防止进食秽毒而招致疾病的问题。由于饮食卫生习惯不良而误食不洁食物，若感染细菌病毒则可致腹痛、吐泻、痢疾等胃肠道感染性疾病，甚则引起霍乱、痢疾、黄疸（传染性肝炎）等流行疫病，若感染寄生虫卵则可致肠道寄生虫病，而进食腐败或含有毒物的食物则可致食物中毒，这些都可能对健康造成较大危害。

另外，中医历来认为“药食同源”，食物与药物同样具有酸苦甘辛咸五味和寒热温凉四性，一些食物除了具有一般的营养作用外，尚有比较明显的滋补强壮作用，适当服用具有滋补作用的食物，可以补益阴阳气血，强壮身体而预防衰老。《养老奉亲书》认为："其水陆之物为饮食者不啻千品，其五色五味冷热补泻之性，亦皆禀于阴阳五行，与药无殊……人若能知其食物，调而用之，则倍胜于药也。"由于具有滋补作用的食物种类甚多，其性味功能各有不同，因此"食补"必须因人而异，根据不同个体的体质特点而有所选择。如牛肉、狗肉、麻雀、韭菜有助阳生精功效，宜于平素阳虚肾精不足者；龟鳖、海参、燕窝、鲍鱼等有滋阴生精功效，宜于平素阴虚精亏者；羊肉、乌鸡、黑糯米、枣等有补血功效，宜于血虚体质者；牛羊乳、蜂蜜、梨、西瓜等有生津润燥功效，宜于燥热津亏体质者，等等。只有按照不同身体状况进行适宜的食补性调养，才能起到良好健壮身体、预防衰老的作用。

2. 平衡膳食可养生

中医强调"平衡膳食，辨证用膳"，提倡食用含不同营养成分食物的互补。中医认为："五谷宜为养，失豆则不良；五畜适为益，过则害匪浅；五菜常为充，新鲜绿黄红；五果当为助，力求少而数；气味合则服，尤当忌偏独；饮食贵有节，切切勿使过。"只有在中国，饮食才有主食、副食之分。

我们中国字都是智慧的符号。我们说人身体好就是有"精、气、神"。"精"字的一半是米，另一半是青菜的青，你不吃米，不吃青菜哪里来的精？气的繁体字下面也有米。"神"字的一半则是田地的田，上面种庄稼。所以不吃植物性物质就既没有"精"，又没有"气"，更没有"神"了。中华民族素有"世间万物米称珍"之祖训。我们的先贤从生活实践中已经深刻认识到五谷杂粮——主食——的巨大健康作用。中医认为“食五谷治百病”，“米粥饭暖胃养气”。《随息居饮食谱》称：粥饭为世间第一补人之物。贫人患虚症，以浓米汤代参汤，每收奇效。病人产妇，粥养最宜。李时珍称，米油是穷人的人参汤，婴儿“食米油，百日则肥白”。中医认为糙米味甘、性温，健脾养胃、补中益气，调和五脏、镇静神经、促进消化吸收。主食精与粗的平衡是现代营养学用于指导人们科学安排膳食的最简便易行的办法。孔子在《论语·乡党》篇指出：“肉不使胜食气”，提倡适量肉食。此指日常饮食即使肉类丰富时，亦不可食肉超过食谷，就是肉再多也不能超过主食。

3. 肠中常清有利养生

中医有“想长寿，肠须清”之说，此话有一定的科学道理。有些人因肠中食物积滞而容易生毒，很多肠胃疾病甚至癌肿都由此而发。适度的饥饿使植物神经、内分泌和免疫系统受到冲击，然后通过机体生理内环境稳定功能的重新调整，提高人体生理负担的能力，使各种身心疾病得到改善。可以说保健祛疾，排毒第一。保持肠中常清的办法有：

（1）饮水跑步排便法。中老年人每天早晨起床后，在跑步前先饮一杯白开水，再去跑步。每天慢跑30分钟，有利于中老年人防治便秘，治疗疾病，强身健体。中老年人最低每周需做一次出汗运动，如跑步、体操等。

（2）按摩排泄通便法。按摩是防治中老年人便秘的有效方法之一。中老年人要坚持每晚用热水洗脚，因为脚是体内毒素的最大沉积处。洗脚之后，可自我按摩足心，或每天睡觉前自我按摩腹部，可达到防治便秘之目的。

（3）饮食调养通便法。常吃富含纤维素的食物，如粗杂粮、薯类、芝麻、梨、蔬菜及水果等。纤维素是最佳的清肠通便剂，它在肠道内吸收水分，吸收毒素，促进通便。常吃排毒食物，如黑木耳、绿豆汤、猪血、海藻类（对放射性物质有特殊亲和力）、绿茶、蔬菜及水果等。

（4）服用药物通便法。长期饮服大黄：常饮大黄液者比不饮者寿命长10～30年。大黄的泻下作用足以消除肠道内的有毒物质。大黄可“荡涤肠胃、推陈出新、通利水谷、调中化食、安和五脏”。

4. 限食可养生

中医认为少吃东西是人类生病时的一种自然反应，少吃东西才能让胃充分休息，而且减轻身体机能的过度负荷，使生理组织恢复活力，白血球和抗体充分发挥驱除病菌的效能。

有很多疾病是由于饮食太杂和太多引起的，所以古人说：“病从口入，祸从口出。”节制饮食，可以防治疾病。

古人说：“吃得少，心智才能清明。”心智清明，修行止观的功夫才能得利，才能运用止观来治病。

吃得越多，人越昏沉。饮食过量，不但会伤肠胃，而且过多的养分留在体内排不出去，会变成毒素。尤其脂肪或者维生素A、维生素D、维生素E、维生素K这四种油性的维生素过多，无法排出体外时，会造成血管硬化等可怕的疾病。减少饮食，可以把遗留在体内的毒素排出，对于强化身体机能很有用。

《神农本草经》把一切食物分为上、中、下三品。上品是常吃而有利无害的食物。中品是少吃有利、多吃有害的食物。下品是本身具有毒性，除非当药治病，否则不能食用的食物。现在农作物普遍喷洒杀虫剂和农药，很多好东西都变质了。再者，食品加工，大多掺放了色素和防腐剂，碗盘上洗洁剂的遗毒又很难清洗干净，所以再好的食物还是不宜多吃，以免伤害肝脏和身体机能。

食无求饱，随遇而安，才能专心修道，锻炼心智。天天讲究美味，贪求口福，则必然会起烦恼心，心地不会清净。所以还是少吃比较自在，少吃则对物质的依赖也相对地减少，容易达到知足常乐的境界，既不必为生活而奔波，又可对自己的理想全力以赴。

减食最明显的理由，也许是因为现代人普遍都吃得过多。吃得过多会造成身体机能的负荷太重和操作过量。身体机能长期亢奋，最后可能导致机体组织的损坏或崩溃，而造成机能失调或引发其他的疾病。糖尿病就是一个很好的例子。

5. 食宜细缓，不可粗速

中医认为“食宜细缓，不可粗速”，就餐速度应快与慢平衡。《养病庸言》一书中说：“不论粥饭点心，皆宜嚼得极细咽下。”《医说》中记述说：“食不欲急，急则损脾，法当熟嚼令细。”要求病人每口饭咀嚼50次再吞咽下，有利于机体康复。咀嚼是帮助摄食及消化的重要环节。进食时缓嚼慢咽，能使唾液大量分泌，唾液中的淀粉酶可助消化、溶菌酶和分泌性抗体可杀菌解毒。唾液具有使致癌物质转化为无害物质的神奇作用。如亚硝酸胺、黄曲霉素、3，4－苯并芘及烷化剂、烟油、鱼和海味的焦煳物等，其对细胞的致突变性在30秒钟内可完全丧失。仔细咀嚼，就等于为我们身体提供了第一条防线。

“食宜暖”，膳食要注意冷热平衡。孙思邈在《千金翼方》中的论述是值得借鉴的，他指出“热食伤骨，冷食伤肺，热无灼唇，冷无冰齿”。夏天为什么很多小孩闹咳嗽？吃了一肚子冰淇淋，降低胃的温度同时又降低了肺的温度，毛细血管收缩、不通了，当然会闹咳嗽。

“饮食按时”，就餐时间和饥与饱的平衡也需要注意。“晚饭少吃一口，舒服一宿。”现在很多人肥胖是因为晚上应酬，吃完就回去睡觉，所以就非常容易肥胖。

另外，还需要特别强调的是进食量和体力活动的平衡。肥胖的关键是摄入热量太多，消耗太少。大家一定要注意锻炼，你爬楼，上一个台阶消耗0.1千卡，你下一个台阶消耗0.06千卡。所以运动是最重要的营养——行为营养。在希腊有这样一句名言：“你想变得健康吗？跑步吧！你想变得聪明吗？跑步吧！你想变得美丽吗？跑步吧。”我们认为运动就是行为营养。所以提出心理营养、食物营养和行为营养是对人类最重要的。希波克拉底指出：“我们应该以食物为药，饮食就是你首选的医疗方式。”这与我们中医理论“寓医于食”不谋而合。

6. 食大蒜有利于养生

大蒜原名叫“胡蒜”，相传是汉代张骞出使西域带回来的。因为它与我国土生的“小蒜”很相似，只是根苗粗大，所以便叫它“大蒜”。

大蒜是一种很好的蔬菜和调味品，不仅味道鲜美，荤素皆宜，连那绿色的蒜苗和初夏的蒜薹都是人们爱吃的佳品。大蒜营养丰富价值高，含有蛋白质、脂肪、糖、钙、磷、铁，及维生素A、维生素 B、维生素 C 等。大蒜生吃香辣可口，开胃提神，加在肉食中可以去腥增香，还有防治疾病的各种作用，所以被历代医学家赞誉为“四季良药”。

中医认为，大蒜味辛，性温，具有解毒、消炎、灭菌、杀虫、下气、除风、镇静、止疼、祛痰、止咳等作用。

民间常用蒜来治病的偏方有：

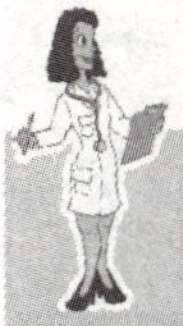

健康小贴士

（1）呕吐：大蒜头 2 个，烧熟，用温开水冲蜂蜜送服。

（2）高血压：大蒜捣烂，取汁内服。

（3）无名肿毒：蒜头适量，捣烂敷于患部。

（4）牙痛：大蒜头 1 瓣，捣成糊状，取少许汁涂于患牙处。

（5）痢疾：大蒜头 3 瓣，捣烂后用温开水送服。

（6）蜈蚣咬伤：蒜头适量，捣烂，涂擦患处。

7. 温补食品可养生

山药味甘，性平，含淀粉、胆碱、酶等，有滋补强身、健脾补肺、益肾固精、治疗尿频等作用。与大枣同煮食用，可以补血；与桂圆同煮食用，可以治疗脾虚久泻等。

核桃味甘，性平温，含蛋白质、脂肪、糖及维生素 A、维生素 B、维生素 C 等。有益肺定喘、补肾强腰、润肌乌发之功效，可改善脑神经功能，可防治动脉粥样硬化、延缓衰老等。

大枣味甘，性平，含蛋白质、脂肪、糖、有机酸及维生素 A、维生素 B、维生素 C 等。有养胃健脾、滋润心肺、益血强神之功效。用大枣煮汤、煮粥或与鸡共炖食之，能补血壮力。

花生味甘，性平，含油酸、蛋白质、脂肪、钙、铁、磷及维生素 A、维生素 B、维生素 E、维生素 K 等。有开胃理血、润肺、利水之功效。水煮或油炸食之，可营养脑细胞、延缓衰老、治疗血液病。

胡萝卜含蔗糖、葡萄糖、淀粉、钾、钙、铁、磷及各种维生素等，有改善新陈代谢、增进消化和防癌杀菌作用，还可保护眼睛，防治夜盲症等。生、熟或泡蜜饯食之均可。

8. 黑米有抗衰老养生作用

黑米，又名黑粳米，外表纯黑发亮，比普通大米略扁，香味独特，是大米家庭中身价较高的品种，为米中一奇。

据史料记载，从汉武帝到清朝末年，黑米一直被视为珍品，历代进贡，所以黑米又被称为“贡米”。

中医认为，黑米中富含 18 种氨基酸，硒、铁、铬、锌等微量元素和维生素 B_1、维生素 B_2，营养价值十分丰富。黑米还有着很好的医疗功能。据李时珍《本草纲目》记载：黑米具有滋阴补肾、健脾暖肝、明目活血之功效。长期食用黑米可治疗头昏、目眩、贫血、白发、眼疾及腰腿酸软等症，是理想的滋补保健食品。

经过长期实践，人们已经认识到黑米补血、止痛、治疗内伤的药用功效。如产妇多吃黑米饭，身体可早日得到恢复；跌打、骨折者多吃黑米饭，或者将其捣烂外敷，也可用黑米酒内服外擦配合治疗，可加快痊愈；黑米酒，还可以促进睡眠，辅助治疗风湿关节炎。

黑米主要用来煮粥食用，用清水淘洗干净，放入煮锅，加入5~7倍温热水，浸泡1~3小时，再配以用量为黑米1/3的精白米，文火煮1~2小时，若加上适量的冰糖、红枣、白果、银耳、核桃仁、花生米等食用，味道更佳，营养价值倍增。

9. 食龙眼有利于养生

龙眼，又名圆眼、桂圆，因成熟于八月，故古人称八月为桂月。《神农本草经》云："龙眼一名益智，生南海山谷。"龙眼最早起源于我国，已有两千多年的栽培历史了。

龙眼上品，果肉鲜嫩，润泽晶莹，汁多味甜，清香可口，且营养丰富。据测定，在每百克果肉中，含糖量17%、粗蛋白15%，还含有118毫克的磷、30毫克的钙、4.4毫克的铁，含维生素C 60~100毫克及较丰富的维生素A、维生素B、葡萄糖、蔗糖等成分。

中医认为龙眼既是名食品，又是有价值的中药。其肉、皮、核、根均可入药，为历代医学界所推崇。

祖国医学认为，龙眼味甘、性平、无毒，主要功用为"开胃益脾，养血安神，神虚知智"。我国民间常用龙眼来滋补，治病偏方有：

（1）体虚贫血：龙眼肉5枚，莲子15克，糯米30克，熬成粥，常食之。

（2）神经衰弱：龙眼肉9克，酸枣仁9克，芡实15克，加水适量，炖汤睡前食之。

（3）脾虚泄泻：龙眼肉干40枚，生姜3片，水煎服。

（4）下消、尿浊：桂圆花30克，猪瘦肉30克，加水炖服。

（5）妇女白带、小便浑浊：龙眼树根30克，洗净切碎，水煎服，每日2次。

(6) 产后浮肿：龙眼肉干、生姜、大枣、薏米仁、茯苓各10克，加水煎服。

(7) 外伤出血：龙眼核研细粉，敷于伤口。

(8) 头疮：龙眼树干及叶各适量，研成粉，调蛋清涂患处。

(9) 呃逆：龙眼肉干7枚，研成粉，每日分3次服完。

10. 调好五味有利于养生

中医学认为：五味与人体健康密切相关。

(1) 甜味：糖是人体热量的主要来源，中医认为甜味入脾，吃甜食有补养气血、补充热量、解除肌肉疲劳、调和脾胃、止痛、解毒等作用。但过食甜腻之品，则会阻塞、滞气，使血糖升高、胆固醇增加，还会引起体内钙及维生素B_1的严重不足。

(2) 酸味：由有机酸产生，如醋酸、乳酸、柠檬酸等。中医认为，酸味入肝，适当吃酸食可促进食欲，有健脾开胃之功，并可增强肝脏功能，提高钙、磷元素的吸收。醋酸还具有消毒之作用。但过量食用可引起胃肠道痉挛及消化功能紊乱，故脾胃有病者宜少食。

(3) 苦味：由有机碱或无机碱离子产生。如茶叶、咖啡、可可等食物呈苦味，就是因其含茶碱、咖啡碱之故。中医认为，苦入其心，具有解除燥湿、清热解毒、泻火通便、利尿以及健胃等作用。但多食也会引起腹泻、消化不良等症。

(4) 辣味：由辣味素构成。中医认为，辣入肺可发散、行气、活血，辣味能刺激胃肠蠕动、增加消化液的分泌，还能促进血液循环和机体代谢，祛风散寒、解表止痛。但食之过量会刺激胃黏膜，并可使肺气过盛。故患有痔疮、消化道溃疡、便秘以及神经衰弱的患者勿食。

（5）咸味：由氯化钠等成分组成。中医认为，咸味入肾，能软坚润下，它有调节人体细胞和血液的渗透压平衡及正常的水钠钾代谢等作用。在呕吐、腹泻及大汗后，适量喝点淡盐水，可防止体内微量元素的缺失。但成人每天吃6克盐左右已足够。

11. 饮食养生要讲“性”

常言道：民以食为天。但如果食之不当，就会造成饮食失衡。

营养专家认为，人们对营养的认识过程也就是人类健康不断增进的过程。由此，饮食也就涉及了养生学。

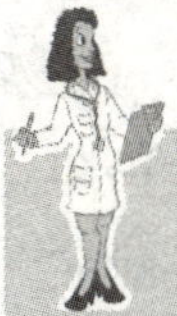

健康小贴士

中医认为，食物之所以能防治疾病，是由于它们本身具有的若干特性所决定的。中医把食物多种多样的特性和功效加以概括，由此建立了食物的性能概念，并在此基础上产生了中医食疗理论。而人们对这一理论的认知，则是与阴阳、脏腑、经络、治疗等中医基础理论紧密相结合的。

食物的性能概念是中医对食物保健和医疗作用的认识和经验的总结，主要包括“性”、“味”、“归经”、“补泻”等内容。从中国传统医药和饮食文化的角度出发，一些具有中国特色的饮食养生理论和应用常识不可不知。了解这些，将对我们在饮食中“该吃什么”

及“怎么吃才好”等养生观起着不可忽视的作用。

饮食养生首先要讲“性”。“性”是指食物有寒、凉、温、热等不同的性质，中医称为“四性”或“四气”。

凉性或寒性：凡适用于热性体质和病症的食物，就属于凉性或寒性食物。如适用于发热、口渴、烦躁等征象的西瓜；适用于咳嗽、胸痛、痰多等症象的梨等都属于寒凉性质的食物。

温性或热性：与凉性或寒性相反，凡适用于寒性体质和病症的食物，就属于温性或热性食物。如适用于风寒感冒、发热、恶寒、流涕、头痛等征象的生姜、葱白、香菜，适用于腹痛、呕吐、喜热饮等征象的干姜、红茶，适用于肢冷、畏寒、风湿性关节痛等征象的辣椒、酒等，都是属于温热性质的食物。

平性：平性食物的性质介于寒凉和温热性质食物之间，适合于一般体质，寒凉、热性病症的人都可选用。平性食物多为一般营养保健之品，如米、面、黄豆、山芋、萝卜、苹果、牛奶等。

从历代中医食疗书籍所记载的300多种常用食物分析，平性食物居多，温、热性次之，寒、凉性居后。一般说，各种性质的食物除都具有营养保健功效之外，寒凉性食物属于阴性，有清热、泻火、凉血、解毒等功效；温热性食物属于阳性，有散寒、温经、通络、助阳等功效。

12. 调解好食物四性可养生

中医认为食物也有寒、热、温、凉四性。因此同中药一样，平衡组合，才能有益于健康。绿豆性寒无毒，清热解毒，生津止渴；菊花苦平无毒，清热明目；西瓜则有“天生白虎汤”之誉，用于发热、口渴、尿赤。羊肉甘苦大热无毒，补虚祛寒，效同人参。我国百姓夏天喜喝绿豆汤、菊花茶，以西瓜为餐后水果；冬天则喜食涮羊肉。螃蟹性寒，生姜性热，吃螃蟹时佐以姜末。破坏摄食时食物四性的寒热平衡，自然有损健康。这种食物的选择和搭配正是基于对食性平衡的了解。

食物的甘、酸、苦、辛、咸五味。五味调和，方可增进食欲，相得益彰。2500 年前，古代医书《黄帝内经》就阐述了过量食用食盐的危害。20 世纪 90 年代全国高血压抽样普查结果显示，北京约 1/5 的人口患高血压。与“南甜、北咸”的饮食习惯相对应的高血压患病率存在规律性的变化，自北至南呈明显下降趋势，在大城市中北京、上海、广州，北京市高血压患病率为广州市的 4.4 倍。因此，改变口重的饮食习惯，科学地安排膳食，已是控制高血压的重要手段。山东农民每天吃盐 17.3 克，高血压患病率 15.3%；广西农民每天吃盐 7.5 克，高血压患病率才 8.2%。

13. 养生要注意饮食卫生

中医认为“哭泣悲来，哭泣不能即食，久成气病。”人悲伤哭泣以后，不能立即进食，经常这样会形成气病。这是提出了饮食时的心理卫生。正月不要吃老鼠吃过的食物，吃了会在脖子上生鼠瘘；或者毒气进入腹内，下血不止；或口内生疮。认识到老鼠吃过的东西不能吃，有“毒”会传染给人，引起严重的疾病。“鱼赤目作，食之生瘕。”鱼眼红了切成薄片吃，会生瘕病。观察到不新鲜的食物不能食用。农历六月不要吃自行落地的各种果子。过了夜，蚍蜉、蝼蛄、蟑螂等爬过的食物，吃了容易得九瘘。还指出了被虫污染的食物不能吃。凡是山水黑土中流出泉水的地方，不能久居住，常饮这种水使人生瘿瘤，动气加重病情。中医这些有关饮食卫生的论述，至今仍有很高科学价值。

14. 春季食补养生法

春季宜平补。春季进食，应选用性质平和的食物进补，即食物的特性不太偏寒，也不太偏热，诸如谷类、豆类、蘑菇、蜂乳、蛋类、猪肉和蔬菜之类的食物。这些食物只要不过量，一般不会发生不良影响。此季不宜吃太温热和寒凉的食物，这是因为严寒刚去，阳气升发，身体对自然温差还未完全适应，如果食物的性质过偏，会导致机体功能紊乱。春季尤其不吃或少吃发物，如公鸡、鲤鱼、牛肉、猪头肉、猪蹄、虾、鲫鱼、带鱼、笋、黄花菜、桃、杏等。因为春季是宿疾的高发季节，饮食调理失当，会诱发其他疾病。还要注意限制脂肪的摄入，也不宜过分吃补药及补品。

春季调养以胃气为本。根据中医理论，肝气旺于春，肝火过旺会克乏脾胃。春季易出现脾胃虚弱的病症，尤其是消化道溃疡及慢性胃炎易在春季发作，肝炎的高发季节也是春季。因酸味属木，故春季应少食酸味，多食甘味，以便保养脾胃之气，护卫脾胃功能。脾胃功能健全，也就是消化功能正常，才能更好地将食物营养物质输送到全身，以保证营养品能被充分利用。

此外春季还应注意调补眼睛。中医认为肝与眼睛的关系最密切，“肝开窍开目”，肝气旺于此季。老年人由于年事已高，肝肾多有不足，故应注意保养眼睛。根据“以脏补脏”的认识，可以多吃猪肝、鸭肝、鸡肝、兔肝及枸杞苗等。

春季选用食物。春季宜选用辛甘味、性质平和的食物，这有助于春阳的升发。同时由于春季雨水较多，易致湿邪病症，中医理论认为脾恶湿，湿邪易妨碍脾胃运化功能，故宜选用性质平和兼能利湿、祛湿的食品，如薏仁米、赤小豆、莲子、山药、大枣、豆浆、橘子、百合、苹果、猪瘦肉等。如若严冬刚去则可选用温补而性偏平补的食物，春暖花开之后则可进食性偏凉的食物。

春季饮食调养注意事项。一是忌辛燥。春季一般不宜选用辛辣温热的食品，以免在春季气温上升的情况下加重内热，伤及人体正气，致人口干舌燥。二是防助湿。春季空气中湿度相对较高，进食应注意健脾祛湿。春季同时也是肝炎的高发季节，当小便发黄、口苦、烦热时，应注意利湿渗湿。三是忌发物。凡能引发旧病的食物即发物。春季最易引发旧病复发，尤其是皮肤病患者须禁食发物。发物易动风生火助痰，春季许多食物不宜随便食，特别是患有疮、疖、疥、癣、皮肤瘙痒的人应注意。

15. “春困”需饮食调解

春风轻拂，气温回升，到处欣欣向荣，呈现出一派勃勃生机。但是，在春季里，人们常常感到有一种困乏没劲、昏昏欲睡的感觉，老是提不起精神来，这就是所谓的“春困”。

中医认为“春困”不是病，它是人体生理功能随着自然气候变化而发生的一种生理现象。克服“春困”，最好的办法是顺从人体的自然变化规律，遵守春季养生原则，“早卧早起，广步于庭，披发缓形，以使志生，生而勿杀，予而勿夺，赏而勿罚”。做到起居劳作，精神调摄，顺应春天阳气生发、万物萌生的特点，使精神、情志、气血亦如春天的自然阳气，舒展畅达，生机勃发。同时，要注意保证充足睡眠时间，注意居室空气的新鲜流通。

在饮食的调摄方面也很重要。《摄生消息论》说："当春之时，食味宜减酸益甘，以养脾气。饮酒不可过多，米面团饼不可多食，致伤脾胃，难以消化。"饮食不当或过量，会加重"春困"，合理的进食对克服"春困"是有益的。春天阳气生发，辛甘之品有助于春阳，温食有利于护阳。应适量进食些温性食物，例如葱、姜、韭菜等等。这样，有利于助长阳气升发。另外，新鲜清洁的蔬菜、瓜果也应常食，至于寒凉、油腻、黏滞之品易伤脾胃阳气，则应尽量少食。

16. 春天哪些人需要食补

中医认为，春天养生"当需食补"，但是，必须根据春天人体阳气逐渐升发的特点，选择平补和清补。

那么，哪些人宜食补呢？现代营养学家和中医学家们认为，如下五种人宜在春天需要进补调理。

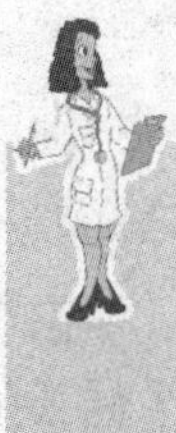

健康小贴士

第一，中老年人有早衰现象者。

第二，长期患有各种慢性疾病，而导致身体虚弱者。

第三，腰酸眩晕、脸色萎黄、精神萎靡者。

第四，身体虚弱，容易反复患感冒者。

第五，在春季曾有哮喘发作史者。

上述五种人，应根据体质虚弱情况，适当用些食物进补，增强体质，往往会起到防病治病的效果。

17. 夏季食补养生法

夏季宜清补。选用的食物有补益作用，但又多是性偏寒凉者，即补而兼清，以清补的方法来调整机体在夏日的阴阳平衡，维持正常生理机能。一些平素身体虚弱、有病的人在夏季由于抵抗力差，难以适应炎热的气候，就可能患夏季热、中暑、腹泻等疾病。炎夏季节，人体常以气虚津亏为多见，表现为气短乏力、倦怠、口干咽燥、头昏眼花。为了补充从汗水中丢失的各种营养素，以纠正某些营养代谢出现的负平衡，应选择一些优质蛋白质食物且性凉者，如兔肉、鸭肉、鸭蛋、瘦肉、藕、芹菜等以补充由于食欲下降和靠食物供给的营养减少。夏季清补应清暑利湿，养阴生津，益气健脾，番茄、苦瓜、西瓜、甜瓜、酸梅、绿豆、海带等都属清补之品。荷叶粥更是清补的好食物，尤其适宜肥胖人食用。

夏季以调养心气为主。炎夏主火，心火旺于此季；炎热以夏季最易致心火上炎，且夏季又是疮、疖、脓肿的高发季节。中医理论认为，诸痛痒疮，皆属于心，要防止心火过旺。心病禁咸，夏季食物要清淡不宜过咸，宜清稀不宜浓稠。夏季心气虚时，虚则补其母，当补肝以养心，以苦泻心火。肝欲酸，故宜选用酸味、苦味的食品，如山楂、杨梅、葡萄、柠檬、枇杷、番茄、莴苣、豆豉、醋、茶叶等。

夏季选用食物。夏季宜选用甘淡味、性寒凉的食物，以调整身体在夏日的阴阳平衡，维持正常的生理功能。如适宜西瓜、绿豆、酸梅汤、小米、荞麦以及含水分多的瓜果。夏季饮食应清爽可口，主副食搭配适当要多样化。由于夏季人汗水中丢失的水分及各种营养素多，应注意营养素的补充。夏季新鲜蔬菜丰富，应多吃。夏季对于水分的补充很重要，应多饮水，既可加速代谢产物的排泄，又可保持皮肤的弹性，减少皱纹。对于主食可以吃大米、玉米、小麦面、赤小豆等，少吃不易消化的糯食。对于蔬菜应多吃苦瓜、丝瓜、冬瓜、藕、菠菜、芹菜、茄子及兔肉、鸭肉等，少吃韭菜、辣椒。因韭菜性温热，易上火。对于饮水可饮茶水、西瓜汁、酸梅汤、绿豆汤、番茄汁等。这样既能解渴生津，又能补充营养，还能刺激口味，增进食欲，助消化，利尿消暑。最好不要饮诸如橘子精、菠萝精之类的饮料，因这些大多以色素加蔗糖配制，不利于老年人身体健康。少喝汽水，因易冲淡胃酸，降低食欲。

夏季饮食调养注意事项。一是不吃腐烂变质食物。夏季温热气候环境最适合细菌生长繁殖，食物易腐烂变质，应严把“病从口入”关。二是不喝生水。夏天喝水多，胃液被冲淡，从而降低了胃液的杀菌能力，使细菌容易通过胃侵入肠道。生水含细菌多，故不宜喝生水。三是不宜吃太寒凉的食物。天气虽热但太寒凉的食物易损伤胃阳，导致食欲减退。尤其是身体太热，或在烈日下曝晒后更不宜吃太寒凉的食物，如冰棒、冰冻汽水、冰冻西瓜及其他冰冻食品，因饮冷无度会使腹部受寒，导致腹痛呕吐等胃肠疾患；尤其不要在身体太热时吃太寒凉的食物。四是少吃油腻物。夏季食量一般较少，少吃油腻可减少胃肠负担以保证正常生理功能，这也是夏季预防疾病的主要环节。

18. 秋季食补养生法

秋季宜滋补。秋季进补有调养生机的作用，食物的选择应以多脂、多液的为好，同时照顾肺气。元代忽思慧在《饮膳正要》中说“秋气燥，宜食麻以润其燥”。麻即芝麻，有良好的润燥作用。“润其燥”是秋季的食养保健原则，并不限于芝麻，凡富含水分津液的食品均可食用，多脂液的食物如核桃、松子、梨子、苹果、柿子、荸荠、枇杷、杏子等，滋补作用较好的如甲鱼、黄鳝、泥鳅、燕窝、桂圆、鸡、鸡蛋、猪瘦肉、乌龟、鲫鱼、海参、海蜇等可以选食。秋季进补为冬季的到来打下基础，增强体内应变能力，防止严寒时慢性病的复发。在选用滋补方法时，就注意照顾脾胃因为滋补太过往往会使脾胃功能受损，出现食少、腹胀等。

秋季以调养心气为主。根据中医理论，秋天属金，肺属金。秋天天气转凉转燥，从白露节开始雨水渐少，空气干燥，即秋燥。燥气内应于肺，最易伤人津液，从而引发与肺有关的疾病和征候，如咽干鼻燥、唇枯唇裂，干咳，气促，大便秘结，毛发不荣，皮肤干燥失润，皱纹增多，若阴伤过重则出现痰中带血丝。在饮食调养方面应固护肺气和阴液，以“燥者濡之”，食用较多水分而柔润的食物，尤其要多饮水。秋季悲伤过度也最易伤肺，故情志要保持舒畅。老年人的代谢低、循环差，既怕冷，又怕热，这是肺气不足的表现，应调养肺气。

秋季选用食物。秋季主燥，燥邪过旺易致人出现口干咽燥、唇裂，皮肤皱纹增加，时欲饮水，故秋季宜选用滋润的食物以调养身体。中医认为，燥邪有温燥和凉燥的区别。温燥主要表现为咽干、鼻燥、皮肤干燥、咳嗽痰少、发热，可选用性寒凉而滋润的食物如百合、白木耳、猪肝、兔肉、梨子、枇杷等。凉燥主要表现为恶寒、头痛、咽干唇燥、咳嗽痰稀，凉燥者选用性温而滋润的食物如核桃、杏子、桃子、桂圆等。秋季瓜果非常丰盛，种类繁多，可根据自身的情况合理选择，如苹果、梨子、柿子、葡萄、枇杷。此季最易出现维生素缺乏，而维生素大量存在于瓜果、蔬菜中，老年人尤需注意补养。所以在此季应选用水分充足，尤其对肺及皮肤有保养作用的食品，如番茄、柿子、甘蔗、萝卜、荸荠、蜂蜜、大枣、鸭蛋、芝麻、糯米、乳品、苹果、梨子等。秋季过后即是严寒，故在选用食品时，不宜太寒凉，以免伤阳败胃，留下后患。

秋季饮食调养注意事项。一是防秋瓜坏肚。秋季各种瓜果大量上市，对老年人来说，不能多吃。瓜果一定要洗净，以免病菌传染。瓜果大多性偏凉，易损伤脾胃阳气，易致腹痛腹泻。民谚说：“瓜果虽美，不可多食。”对于老年人来说，这是经验之谈。二是要注意防燥护阴。选用食品要忌温、忌燥、忌利、忌散。所谓温，就是太温热的食品不宜多吃，如狗肉。所谓燥，就是伤阴燥的食品不宜多吃，如辣椒。所谓利，就是导致小便过多，伤及阴液的食品不宜吃。所谓散，就是导致过多出汗的食物不宜吃，如葱。

19. 秋季食梨有利于养生

明代医家李时珍认为，梨具有“润肺凉心，消炎降火，解疮毒、酒毒”的作用。秋季，我国民间用梨治病的偏方有：

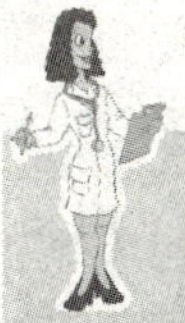

健康小贴士

（1）解酒：鲜梨2个，榨汁，兑入食醋饮用。

（2）清痰止咳：生梨捣汁饮之，每日4次。

（3）感冒咳嗽：生梨1个，洗净，连皮切碎，加糖炖水服。

（4）黄疸：梨用醋浸酸，每日10个，分几次吃。

（5）痢疾：沙梨皮、石榴果壳，加水适量，煮服。

（6）便秘：鲜梨250~500克，去皮，1次吃完。

（7）失音：梨1~2个，切碎捣烂，置消毒纱布中挤汁，取汁缓缓含咽。

（8）津液不足、干咳等症：梨1个，菊花、麦冬各25克，水煎后加适量的糖服用。

（9）阴虚有热：梨1个，银耳10克，川贝母5克，水煎服用。

（10）浸润性肺结核：梨干100克，菠菜根、百合、珍珠母各50克，水煎透后服用。

20. 冬季食补养生法

冬季宜温补。即是用性味甘温的食物进补。冬季是进补的大好季节，因冬季的新陈代谢低，机体消耗少，吸收的营养物质可以贮藏体内，食用具有补益作用的食物对于加强体质、增进健康有益。特别是对老年人来说，平时食欲较好，精神尚佳，用食补更方便、经济。一般冬季用补，尤以农历冬至开始为宜。冬至后阴气开始消退，阳气逐渐回升，也是老年人调养虚弱病征的最好时机，易于使食物蕴蓄体内而发挥效能，“三九补一冬，来年无病痛”。冬季进补以甘温滋养为主，主要宜于喜暖怕冷、四肢不温、喜食热饮、精神疲倦、小便清长者，如狗肉、牛肉、羊肉、公鸡、韭菜、牛奶、核桃、虾、龙眼、荔枝、大枣等。如果是偏于阴血不足的老年人，食补应以鹅肉、鸭肉为主。鹅肉具有止咳化痰作用，“喝鸡汤，吃鹅肉，一年四季不咳嗽”。此外，甲鱼、乌龟、木耳、海参、鱿鱼都是良好的补品。

冬季以调养肾气为主。冬季肾火正旺，老人欲求长生，应以补肾为主。中医理论认为肾有“三最”的特点：肾气最先，肾为先天之本，生命之本；肾充盛最迟，肾的功能成熟较其他脏腑晚；肾又是最早衰退的。肾所藏精气是维持其他各脏腑正常生理活动的物质基础，肾精气的衰弱，关系到机体的强盛和衰弱，肾气是延年益寿的必要条件。冬季补肾，效果最好。肾分肾阴、肾阳，对人体多个脏腑起着滋养润泽作用的为肾阴，补肾应针对肾阴、肾阳虚衰的不同情况进行。肾阴虚常见腰膝酸软、耳鸣。老年人以肾阳虚多见，补肾的食物如莲子、枸杞、核桃、栗子、芝麻、桑椹、韭菜、山药、狗肉、鸽肉、乌龟、甲鱼、虾等。补肾的食物可以提高人体免疫功能，调整人体的内分泌活动，从而起到祛病延年的功效。

冬季选用食物。冬季寒盛，此季应多进食一些温补阳气的膳食。由于冬季应补肾，黑入肾，所以此季应多吃黑色食品，如黑大米、黑芝麻、黑大豆、黑木耳。古人认为“冬气寒，以热性治其寒”，“冬月天寒，宜用热食”，因为热食散寒。当然饮食散寒只是老年人防寒的一个方面。

冬季饮食调养注意事项。一是防虚不受补。本来冬季进补是很好的，但老年人身体太虚弱，就不宜突然猛进大补的食品。中医有“虚不受补”的说法，是说补之太过易产生新病，如浮肿、肥胖、血压升高、食欲不振、腹胀等。二是少吃冷食。冷食易败胃阳，导致食欲不振，大便稀溏，加之老年人本来就多阳虚，这样会导致身体更加不适，食欲减退。

21. 冬季食羊肉有利于养生

中医认为羊肉对人体有大补防寒之功，历来被当作冬季进补的重要食品之一。

羊肉性温、味甘，具有益气补虚、温中暖下的功效，可用于腰膝酸软、肾虚阳痿、产后虚冷、腹痛、寒疝、中虚反胃等症。现代医学研究表明，羊肉是一种良好的滋补强壮品，可以提供充足的营养，促进血液循环、增加热量、抵御寒冷，增强消化功能、保护胃壁，还具有延缓衰老的作用。

羊血能止血去淤；羊肝能补肝明目；羊肾能补肾虚，益精髓；羊肚能治反胃；羊胆能明目；羊角能治疗神经性头痛；羊的甲状腺含有丰富的碘质，对治疗缺碘性甲状腺肿大有着良好的效果；羊骨能补益身体、增加钙质，治疗腰膝无力、久泻久痢。

羊肉营养丰富，可是烹熟后常有一股膻味，使人闻而生厌。要想去掉膻味，就要讲究烹调方法。一般来说，羊肉下锅时，要先放少许食用油，待水分焙干后再加米醋焙干，然后再加葱、姜、酱油、白糖、料酒、茴香子等调料。待羊肉将要熟时加少量辣椒，起锅时加一点青蒜或蒜泥，其味香醇，膻味大减。

如果清煮，食用时若加入少许蒜及辣椒油，也可以减少膻气。冬季食羊肉有利于健康。

22. 食补要注意哪些原则

利用食物进行补益，是我国传统医学养生的重要内容与方法。食物补益既可以调整人的脾胃功能，促进机体对营养物质的吸收，又可以为机体补充营养成分，从而达到促进机体的生长发育、防治疾病、加快虚损机体的恢复以及健身强体、益智养颜和延年益寿的目的。

进入老年期，人的机体各项机能在逐渐下降，出现亏虚的情况亦属常事，注意食补，对延缓衰老、防治一些老年病都有良好的作用。

食补应针对机体亏虚的不同情况，根据中医辨证施补的原理进行。

亏虚从性质上讲，可以分为气虚、血虚、阴虚和阳虚等，这些亏虚可以从其所表现的症状上加以分辨，采用相应的食物进行补养。

气虚的人主要症状表现出气短、少气懒言、神疲乏力、动则汗出、脉虚无力、头昏目眩、食欲不振、食纳不香、食后腹胀或便溏等。可选用粳米、玉米、糯米、黄豆、红豆、扁豆、白豆、菱粉、芡实、香菇、猴头菇、板栗、花生、大枣、樱桃、青鱼、黄鳝、泥鳅、海参、牛肉、羊肉、驴肉、鸡肉、鸽肉、鹌鹑肉等。

血虚的人主要症状表现为面色苍白或萎黄、头昏眼花、心悸失眠、手脚麻木、脉细无力等。可以选用藕、藕粉、花生、大枣、龙眼肉、荔枝、葡萄、菠菜、胡萝卜、鸡蛋、鹌鹑蛋、雀蛋、猪心、牛蹄筋、猪肝、鸡肝、兔肝、羊肝、牛肝、猪蹄、猪皮、牛骨髓、鹿肉、海参、鱼鳔、乌贼鱼、鳝鱼、带鱼、章鱼、蜂乳等。根据中医理论，气与血互生，所以可在补气的同时补血，将补血和补气的食物配合使用。

阴虚的人主要症状表现为形体消瘦、口燥咽干、午后潮热、低热、五心发热、盗汗、眼睛干涩、大便秘结干燥、小便短赤、口渴喜饮、眩晕失眠、舌红苔少等。可以选用小麦、黑豆、黑芝麻、豆腐、豆浆、百合、蜂蜜、梨、甘蔗、柿子、番茄、香蕉、桑椹、银耳、猪肉、猪蹄、牛奶、兔肉、鸭肉、鸭血、鸽肉、龟肉、鳖肉、河蚌肉、牡蛎肉、淡菜、泥螺等。

阳虚的人主要表现为四肢不温、喜欢热饮、体温偏低、怕冷喜暖、神疲乏力、少气懒言、小便清长等。可以选用糯米、刀豆、韭菜、核桃仁、小核桃肉、鸡肉、黄牛肉、羊肉、狗肉、麻雀肉、鲢鱼、河虾、对虾等。

上述亏虚，结合到人的心、肝、脾、肺、肾又可分为每一脏腑的气、血、阴、阳亏虚等，尤其是老年人往往会表现出两种以上的亏虚，如气血两虚，阴阳俱虚等。故食补最好在中医医生的指导下进行；或通过食补，自行观察调整。

食补时，食物加工和服用的方法很多，如泡茶、烧汤、浸酒、煮粥、做饭及加工成可口的菜肴等等。而适宜煮成粥的，最好是煮粥服用。用于食补的食物，一般不宜采用火烤、烟熏及油爆、油炸等烹调方式。食补时，进食的数量也不宜一次太多，以免导致虚不受补，损伤脾胃。

23. 养生药补不如食补

中医认为全面的营养摄入宜用食补。食补又分平时食补和病后食补两种，人们往往容易忽视平时食补而多注意病后体虚的食补。

平时食补关键在于合理膳食，平衡营养。一般情况下，只要饮食正常，营养充足，是不需食用补药的。药物虽然有很好的治疗作用，但人们活着，特别是进入老年期后，不能长年累月吃药，平日还需要粮食、蔬菜、水果、肉鱼来为身体提供营养，即“五谷为养，五果为助，五畜为益，五菜为充”。在身体需要补的情况下，还是以食补为好，可以根据自身的情况，有针对性、有选择性地应用食物。由于药物与食物同源，而且许多食物本身就是药物并具有滋补作用，如莲子、山药、大枣、蜂蜜、薏仁米、桂圆、百合等。在选择食物方面可以选用药食兼用之品。

一般来说，人们所说的食物的范围很广，可供给人体所需要的各种养分。只要不偏食，食品提供的营养成分比药品要多，且食品比药品更安全，更易于被人体吸收；只要不暴饮暴食，注意调理自己，是完全可以不需要药物补充的。滥用补药，非但无益反而有害。对于疾病的治疗，中医学一贯不主张单纯依靠药物，认为使用药物只是在病邪炽盛时用以顿挫病势的一种手段，一旦病邪已衰，即适当而止，特别是作用猛烈和有副作用的药物更应尽早停用，故还是以不用补药为好，且补药并不能健康长寿。以历代帝王为例，他们常年以补药养生，但真正长寿的并不多。多品种的食物，不断多换配膳，可产生良好的食欲，也客观地起到了治疗作用，所以日常生活中还是以食补为好。

24. 食补、药补与药膳有什么不同的特点

所谓食补，是选用具有补益作用的食物来补养身体。中医认为，五脏的生理机能不同，食物补养的作用不同，所选用的食补亦当有

所区别，如猪肝补肝，核桃补肺肾，大枣补脾，龙眼肉补心；而人体虚弱又有气血阴阳的不同，所以选用食补应结合虚损的具体情况而定，如山药补气、枸杞子补血，兔肉补阴，狗肉补阳。

所谓药补是选用药物（即中药，古代称本草）中具有补益作用的如杜仲、人参等，针对人体的虚损而应用的一种方法。有些具药补作用的物质本身就具有食补作用，如莲子、桂圆、大枣等。但药补主要还是以治疗虚损疾病为主。食补则主要针对虚损体质而用。

所谓药膳，是在食疗的基础上，以中医理论为指导，以药配膳。就是将药物与食物配合在一起，通过烹调加工而成的一种防病治病、保健强身的特殊食品。它即是食品，又是药品，取药物的功能、食物的营养，其功能既不同于纯食米谷扶正调理，又不同于单纯药物祛邪治病。它既有药物的治疗作用，又有食物的调养作用，其精华在于食借药力，药助食补，从而收到药物治病和食物营养的双重功效。药膳是食补、药补二者的结合。药膳一般选用的药物在性质方面不宜太偏，既不太温，也不太寒，作用不猛，可以经常食用。

食补、药补、药膳三者有不同的区别，主要区别有：

（1）应用方式有别：食补是以饮食物（包括饮用、食用）的形式运用，如蜂蜜、炒菜、蒸饺。药补是以药剂形式运用，如丸、散、汤剂。药膳是二者的结合。

（2）应用范围各异：食补运用范围广，民以食为天，无论何人对食物均是主动接受，饥饿是需要接受食物的信号，否则不能生存。而身体虚弱又是接受食补的先决条件。药补应用范围相对来说较局限，病以药为治，无论何病，对药物均是被动接受。患病，指虚损疾病，是需要接受药补的信号，同时药补比食补的力量强。药膳则有病无病均可选用。

（3）一般特性有区别：食补可食、充饥、调养身体，一般而言，寒热偏性较弱，多为性质平和之物，特别宜于慢性病或轻病，亦可作预防保健，为康复医学的一个方面。药补不可多用，一般不作充饥用，偏性较强，具有祛病疗伤、强壮身体的作用，为医疗手段的工具，如人参具有很好的补虚作用。药膳则随选用的食物、药物不同，各随其配伍而有区别。

25. 哪些常用的养生中药可用于药膳

在配制有保健功效的药膳时，要选用一些中药与食物共同烹制，常选用的中药有以下几种。

人参：又名神草、地精、土精。味甘、性微寒，无毒。具有补气养血、固液生津、益智安神、大补元气的作用。入药膳食用有抗衰老、治疗性功能低下的功效，对早泄、阳痿有一定的疗效。阴虚火旺及高血压者不宜食用，忌与萝卜和茶叶同时服用。

熟地：又名熟地黄、大熟地。味甘、性微温。具有滋阴，补血之功效。适用于肝肾阴虚、潮热盗汗、遗精、消渴等症。但本品性较腻滞，易助湿碍胃，脾虚便溏或痰多湿盛者慎用。

锁阳：又名不老药、地毛球、锁严子。味甘、性温，无毒。具有益精壮阳、养血强筋、润燥滑肠之功效。适用于肾虚阳痿、遗精滑泄、腰膝无力、精血不足所致的筋骨痿软、大便秘结等症。可煮粥食用，肾火盛者忌用。

刺五加：又名五加参。味辛、性温。具有镇静安神、益气活血、补脾健胃、添精补髓的功效。有研究表明，服后可以促进性腺分泌激素，治疗性功能障碍，如性欲减退、早泄等症，同时亦能改善男女更年期综合征。

杜仲：味甘、性温。具有补肝肾、强筋骨的功效。适用于肝肾不足、腰膝无力、眩晕头痛、血压增高、肾虚不固、胎动胎漏、虚寒不孕等症。

续断：又名川续断、川断肉。味苦、性微温。具有补肝肾、强筋骨、续折伤、治崩漏之功效。适用于腰膝酸痛、先兆流产、功能性子宫出血、遗精、尿频等症。

沙苑蒺藜：又名沙苑子、潼蒺藜。味甘、性温，无毒。具有补肝益肾、明目固精的功效。适用于头晕眼花、腰膝酸痛、遗精早泄、小便频数、遗尿、白带增多等症。还有促进内分泌系统的功能和抗衰老的作用。相火炽盛、阳强易举者忌服。

补骨脂：又名破故纸、婆固脂、胡韭子。味辛、性温。具有补肾壮阳、温中止泻的功效。适用于胃虚冷泄、遗尿、滑精、阳痿、腰膝冷痛、阴冷囊湿、虚寒喘咳等症。

淫羊藿：又名仙灵脾、羊藿叶、放杖草。味辛、性温，具有补肾壮阳、祛风除湿的功效。能促进精液分泌，刺激性欲，故有催淫作用。入药或配膳治阳痿不举、小便淋沥、腰膝无力等症。阴虚火盛、阳强易举者不宜用。

何首乌：又名山首乌、赤首乌、生首乌、鲜首乌。味苦，甘涩，性微温，无毒。具有补精髓、益肝肾、乌须发之功效。配药膳治神经衰弱所致的滑精、遗精、精子生成不良等症。

在中药中，有食用功能的药物，中老年朋友可酌情选用，使用时要记住不要过量，适可而止。

第四章

中医运动养生

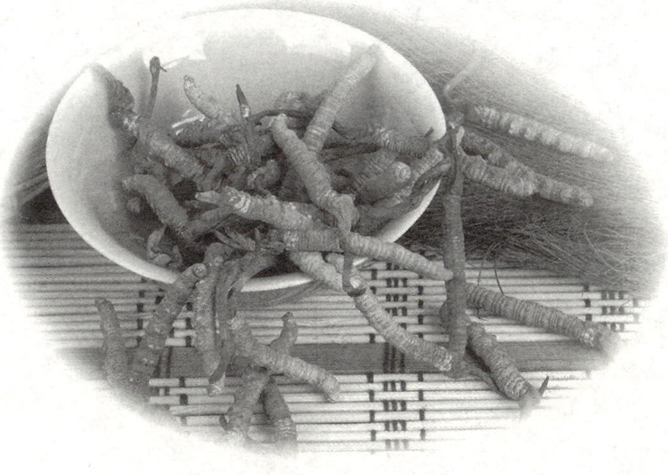

1. 运动可养生

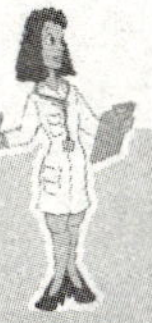

健康小贴士

中医认为运动可养生，因为形体是气血精神所居藏的府舍，是生命活动的场所。形体健壮，生命力才能旺盛并正常地发挥与自然界和社会的通应关系，预防或减轻疾病所造成的伤害；形体衰败，则气血精神无所藏附，生命力亦将随之消减衰亡。而且，形体的衰败，已经不是衰老的外在征象，故保持形体健壮，亦是预防衰老的重要措施之一。

再从形神关系来说，神为形之主宰，形为神所藏舍之处，形神相即，不能分离，这亦是养生必须形神并养的原因所在。但神欲静而忌躁，形则宜健而当动。《三国志·华佗传》亦记载华佗对其弟子吴普的教导："人体欲得劳动，但不当使极尔。动摇则谷气得消，血脉流通，病不得生，譬犹户枢不朽是也。"华佗并创制五禽戏作为运动健身之用，对后世有巨大影响。实际上早在先秦时期，具有早期气功雏形的"导引"术已经相当普遍地被用为保健防老的运动锻炼方法。后世养生家更把运动锻炼特别是气功锻炼作为保健防老、延年益寿的重要措施，并创造出多种多样的运动形式和气功功法，如太极拳、八段锦、《易筋经》中的"十二势"以及气功中的各种动功等。这些传统的运动锻炼方法与现代体育运动同样都有良好的强身健体、增强体质作用。

值得指出的是，古代医家在“形恃神以立，神须形以存”的形神统一观指导下，在气功、太极拳等多种运动的锻炼方法中，均提倡与“调气”、“意守”等静心敛神的养神方法互相配合，命名原本是互相对立的“动以健形”与“静以养神”两种养生保健措施得到完满的统一。气功运动正因其具有健形与调神的双重作用，作为中医独具特色的保健防病方法而广为世人欢迎。但我们亦要清楚地认识到：气功锻炼的作用主要在于运动健身和精神调摄，以此调整机体内在环境，从而提高机体自身的抗病能力和康复能力，因而是一种良好的保健防病方法，对疾病恢复期亦有良好康复作用；但若以之作为治病方法则宜审慎看待，可以当作一种辅助疗法配合使用，不宜贸然替代或排除其他常规治疗方法。

2. 控制五劳有利于养生

中医认为动是动物的特点，劳动是人的基本活动，是生活的需要。不动，人会变成废物，不可能健康长寿。但是过劳会伤身。《内经·宣明五气篇》指出“久视伤血，久卧伤气，久坐伤肉，久立伤骨，久行伤筋，是谓五劳所伤。”还有其他种种体力和脑力劳动，过度都会伤身，要求人们加以控制，做到适度。

当代生活竞争激烈，人们往往操劳过度，动有余而静不足。人们用高能量的营养去补，增强了新陈代谢，一时保持身体健康，但从长远看，从整个生命进程看，都是在加速生命进程。问题在于怎样控制，做到适度。世界上没有统一的标准，因各人情况不同，只能根据各人各时的实际情况来定。一般的控制办法，就是避免过久劳动，出现疲劳时就应休息一会儿，或变换一下工作，改变一下动作和姿势。老年人更要注意。

视、听、言、动，都属于动，都要防止过用。眼睛是心灵的窗户，外界的信息有70%以上是由眼睛进来的；视神经联系大脑和各个器官，眼睛所见会引起种种生理反应。你的视线到了10里之外，神也就随之而去。这是一种外耗。唐代百岁药王孙思邈就讲过极目远视是“丧明之本”。要特别保护眼睛，不可久视、远视。

看书时间长了，眼睛发涩，就应休息一会儿，做做眼睛保健按摩。当眼睛发痛时，就需做较长时间的休息调整，否则会大伤视力。

讲话要尽可能压低声音，不要声嘶力竭，对方能听见即可。尽可能少讲，或在讲话过程中有个短暂休息。多讲了实在伤气。

听声音，静听可降血压。但强音，特别是噪音，则大伤神经，耳朵受不了。有条件的居室可设两重窗，或放轻音乐，以音制音。

关于运动，专家们特别强调要发展柔软运动，“引体致柔”，让韧带保持柔韧，关节保持灵活，皮肤肌肉富有弹性。衰老的特征之一就是硬，什么都硬化了，也就是老化了。柔是富有生命力的表现。总之，在控制“五劳”的劳动和运动方面，要强调两条原则，一是舒适为度，不舒适了，马上调整；二是以动致柔，防硬化。

3. 养生对静与动的认识

中医主张以静养生的人，把生命比作一盏灯油，灯燃得越大，油消耗越多，维持的时间就越短；灯越燃得小，油消耗也越少，维持的时间就越长。这提示人不宜过分活动和过分消耗能量，有人并举出一些例证加以说明。如书法家、画家、气功师等长寿的比例多，就是由于体力活动少之故。现代则有“衰老机理的消耗学说”、“生活速度学说”等。例如：认为代谢速度快的生物寿命短，代谢速度慢的生物寿命长。蝙蝠代谢速度缓慢，一生中有3/4的时间处于休眠状态，其寿命达十多年。而体重、大小与蝙蝠差不多的老鼠，白天黑夜都在活动，代谢速度很快，其寿命只有3年。我国民间常以龟、鹤为寿征。乌龟便是典型的代谢缓慢的动物，动作笨重，活动极少，入冬便不食不动，寿命可达175年。

静养观点虽然有一定的道理，但因以下几点，单纯静养并不适宜于人类。

（1）不同生物具有不同寿命，是先天的遗传基因决定的，彼此间内在结构和外部条件完全不同，缺乏可比性。例如乌龟的体外细胞培养，传代达125次，而人只有50次。细胞分裂次数的多少决定寿命长短，乌龟当然寿命较长。在长期的进化过程中，乌龟形成了笨重的龟壳和缓慢的代谢率，决定了它蛰伏的生活方式。仅举这两点，就可说明人与乌龟之间不可比。

（2）人在不同生命阶段表现出不同的代谢类型。青年期，新陈代谢旺盛，合成代谢大于分解代谢，处于生长发育阶段，特别爱活动；壮年阶段，代谢平衡，合成代谢等于分解代谢，体重维持少变，精力仍很旺盛；进入老年期后，新陈代谢开始减慢，分解代谢大于合成代谢，各器官系统功能减退，体积缩小，细胞衰老退化，全身脂肪增多，活动显著减少，逐渐静多动少，进一步减缓了代谢功能，加速衰老。此时提倡适量运动以保持代谢平衡，就可以阻抑衰老进程。

（3）那些因各种原因不喜欢活动或丧失活动能力的人，虽然由于有好的遗传素质仍能长寿，但由于长期蛰伏式的生活导致肌肉萎缩，关节僵变，丧失生活能力，且进一步降低基础代谢功能，使机体在低耗氧、低营养、低消耗状态下绵延岁月，维持“植物人”式生活，虽长寿而痛苦万分。

（4）有些长寿老人，看似静养，实则静中有动。我国大书法家孙墨佛老先生在108岁时说过："写字也是一种运动，练字就是练身，是一种很好的健身运动，用自己的心、情、意写字，达到动中有静，静中有动，血脉豁然贯通。有时写字于动，能写得出汗；有时写字于静，竟然天上打雷也听不见。"可见写字是心静体动，动与静相辅相成，既锤炼书法艺术，又陶冶情操，增进健康。至于气功，或外静内动，或静极而动，也都是讲动、静相兼。况且，无论书法家、画家或气功师，在其专业活动之余，都很讲究其他方面的养生。

（5）中医养生中的"静"主要是指心静，不是讲少活动。《内经》提到"恬淡虚无，真写从之，精神内守，病安从来"；老庄学派主张"清静无为，少思寡欲"；《养生四要》中提出"心常清静则神安，神安则精神皆安，以此养生则寿。"心常静，去掉私欲，才能处世乐观，这是长寿的关键条件。

长期从事过于剧烈的运动、繁重而艰苦的体力劳动，肯定不利于健康。讲求坚持活动，是指坚持与身体健康和年龄相适应的适当的体力劳动和体育锻炼。中老年人每天坚持半小时至1个小时的有氧性体育锻炼，从其一天的时间安排而言，应该说是动中有静，静中有动，动静相兼。

4. 运动持之以恒有利于养生

中医认为持之以恒坚持适合自己的任何一种运动是健康长寿的动力。

运动可以代替药物，而药物代替不了运动，只有经常运动的人才有此体会。每个人身体健康状态、生理、病理状态不同，所以用药也不同，叫同病不同药。运动锻炼也如此，成千上万人千篇一律的同搞一种运动，有人收效显著，有人收效甚微，可见根据个人的性格、厌恶、兴趣、体质的不同选择适合自己的运动十分重要。中医认为运动的时间选在清晨较好，清晨是阳气升发之际，将给一切生物带来无限生机，晨练会促使机体新陈代谢增强，吸入大量氧气，可保持精力充沛。健康状态较好的人根据体力运动量可稍大，体弱和多病老年人的运动可选择缓、慢、轻、柔的动作。多寒湿人不宜在水边和竹林里锻炼，因竹性寒凉，其清冷之气和潮湿之气易进人体内。鉴别适合自己的健身方法就是实践。无论选择哪一种锻炼方式，只要持之以恒地坚持锻炼上半年至一年后，自我感觉良好，证明自己确实走向健康，就可坚定不移的锻炼下去。如无明显变化，应当即中断，再选择另一种锻炼方法。

5. 衰老先表现在腿脚不利上

俗话说："人生四条腿，长大两条腿，老了三条腿。""拄杖"正是老年人的一条必要的辅助之腿。"放翁拄杖具神通，蜀栈吴山兴未穷"，可见拄杖对于老年人的作用是很大的。人们常说："人从腿上老"，衰老的人首先发现自己的腿脚不利，或寒、或凉、或麻、或僵。中医认为，这是因为老年人肾气衰弱所致。腿脚的一个重要功能是支撑着全身的重量。据统计，一个体重50公斤的人，脚每天承受的总压力有好几百吨。实验表明，人体口腔温度是37℃，而手的温度只有30℃，而脚尖的温度却只有24.4℃。常常可以发现，一个人步履矫健，他就会精神足，身体好；反之，一个人腿脚无力，行步拖沓，则会成为病衰的征象。生活告诉我们"健脚添君寿"。

6. 梳头健脑可防衰老

头发和皮肤一样，是人体健康的一面镜子。一头秀丽的头发可使人倍显精神饱满、容光焕发。

现代科学研究认为，人的头发大约有10万~15万根，在头发的根部末梢有膨大的小球，称毛球。毛球积聚着毛母细胞，头发的产生、生长及颜色，就是由毛母细胞的活跃分裂和它分泌的色素颗粒决定的。色素颗粒越多，头发就黑；反之，头发颜色就变灰，甚至变白。一般而言，头发变灰、变白的过程，就是机体气血由盛转衰的过程。

中医认为，肾主骨生髓，通于脑，“其华在发”。肝藏血，“发为血之余”。因“头为诸阳之会”，主宰一切精神情志活动，故又有“发为脑之华”之说。中医认为，头发与肾、肝、心、脾、肺、脑等脏腑组织器官有着十分密切的关系。头发的乌黑、润泽、柔韧，均标志着气血充足、肾气充盛、大脑健旺、神气充足。所以，我国历代养生家都把梳头护发健脑的养生方法，看做是健康长寿的重要措施之一。

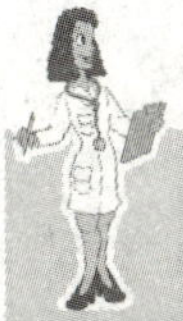

健康小贴士

古代养生家主张“发宜多梳”。医书《诸病源候论》说：“千过梳头，头不白。”养生保健书《清异录》说：“服饵导引之余，有二事乃养生大要，梳头、洗脚是也。”宋代文学家苏东坡说：“梳头百余梳，散头卧，熟寝至明。”由此可见，历代养生家均格外重视梳头的养生保健作用。实践证明，梳头有疏通气血、散风明目、荣发固发、促进睡眠等作用。可见，梳头不仅仅是修饰头发、美化容颜的小事，还是关系到防病延年的大事。

正确的梳头方法是：由前向后，再由后向前；由左向右，再由右向左。如此循环往复，梳头数十次或数百次后，再把头发整理、梳至平滑光整为止。所用头梳宜取木质如桃木或用牛角等天然材料制成，梳齿宜圆滑。梳头时间一般取早晚各5分钟，其余闲暇时间亦可。切忌在饱食后梳理，以免影响脾胃的消化功能。梳头时还可结合手指按摩，即双手十指自然分开，用指腹或指端从额前发际向后发际做环状揉动，然后再由两则向头顶按摩，用力要均匀一致，如此反复数十次，以头皮有微热感为度。

现代研究证实，勤梳头、常按摩有六大好处：一是能疏通血脉，有助于脑部的血液循环，增强记忆力，并有利于预防老年痴呆病的发生；二是能使头发得到充分的营养，防止脱发和早生华发，有美发作用；三是能散风、预防感冒，减轻头痛；四是有明目作用，梳头有助于降低血压，预防脑血管疾病的发生；五是能健脑提神、缓解精神紧张、促进睡眠、消除疲劳；六是有利于增强中枢神经系统的平衡协调功能，延年益寿。

梳头和按摩，虽说是举手之劳，人人皆可为之，但贵在坚持。只要坚持天天实践，就可以获得防病健身、延年益寿之效。

7. 加强手、足锻炼有利于养生

中医认为手足是气血贯注的地方，“足受血则能步，掌受血则能握，指受血则能摄。”脏腑的健康与手足的健康有十分密切的关系。肝血不足，筋失其养，关节无力；脾气不足，肌肉失养，手足无力；肾精不足，骨髓失养，骨弱无力。

保养手足，要溯源而从保养脏腑开始。肝主筋、脾主肌肉、肾主骨，肝、脾、肾的健康与经络通畅一样，对手足的健康有重要影响。

手足要经常处在运动劳作中，才能保持气血的畅通和经络的畅通，保持强健和灵活。“用进废退”原则用在这儿非常合适。

冷水、冷空气都有使气血淤滞、经络不畅、关节变形、肌肉萎缩的作用。因此，手足要常保暖，不使寒伤。

自古民间有一种共识：“春天洗脚，升阳固脱；夏天洗脚，暑湿可祛；秋天洗脚，肺润肠濡；冬天洗脚，丹田温灼。”用热水泡脚，可温脾胃，调养脏腑，改善血液循环，消除疲劳，有助于睡眠。此健身法对保养身心最有益。

睡前做手、足、头面部按摩，尤其是足底按摩，能通经络，通气血，暖心、肾。脚上有几十个穴位都与五脏六腑有联系，热水泡浴和按摩，可以使这些脏腑也得到相应刺激，从而颐养脏腑、祛病强身。

第五章

中医与疾病养生

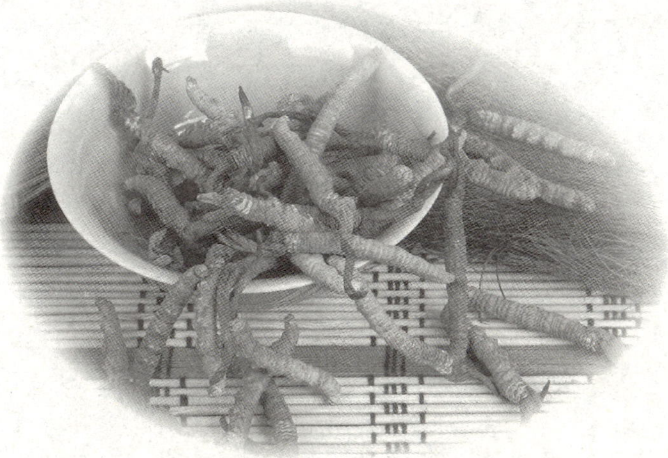

1. 如何进行脏腑保养

中医认为脏腑是人体的核心，心、肝、脾、肺、肾五脏的作用最为关键。胃、小肠、大肠、胆、膀胱、三焦为六腑，分别与心、肝、脾、肺、肾结合，完成新陈代谢和其他生命活动。以脏腑的保养为根本，才能带动人体各种功能的保养。

心主神志、主血脉、主宰机体功能活动，推动气血运行全身，为全身各器官获取营养提供保障。保养心要以养神和促进血脉通畅运行为主。注意运动、劳动、娱乐、休息弛张有度，体欲常劳而不过劳，神欲常静而不过静。

肝主疏泄、主藏血，对全身气血运行起疏导作用，对运行周身的血液起储存和调节作用。肝喜条达而恶抑郁，肝易化火生风易阳亢，因此养肝要通过调节情志而防止肝气郁结。要节制饮酒，少食辛辣食物以保肝阴。

脾主运化，与胃共同作用，吸收营养物质，化生气血津液，是后天长养之源泉，被称为后天之本。保养脾胃重点在进行饮食调养。要五味调匀，甘肥适度，冷热适宜，不过饥不过饱。养脾要防止肥甘滋腻过度而生湿，养胃要防止辛辣腥膻伤津而致燥。脾胃运行正常，人体才有了后天的营养供应。

肺主呼吸，有宣发肃降之功能，是鼓动气机运行的力量；肺又吸纳天气，使之与水谷之气相结合，通过血液运行，将其传送至全身营养各器官。肺极易感受风寒燥热之邪而致病，污浊的空气、有毒的空气、烟尘等都易损害肺脏。保养肺气，要顺应四时变化避寒驱燥，调整衣被以适寒暑；又要使身体避开空气不良的环境，更不能主动吸烟。

肾主藏精，是元阴元阳之宅，性命之根，为先天之本。保肾即养精，要注意饮食、性生活、起居环境、日常保养，都要有益于保养肾阴肾阳。其他脏器若患病日久，也将累及肾脏，所以保肾的前提之一是保养其他脏腑。

保养脏腑，要了解脏腑间的相互关系。中医讲肝属木、肾属水、脾属土、肺属金，可通过滋养肾水以养肝木；通过疏肝柔肝敛肝以保脾土；通过保养肺脏、肾脏来增强肺的呼吸功能，通过保养脾和胃来养肝、养肾、养肺、养心；通过保养肾脏来保养全身各脏腑。

由于五脏是生命活动的中枢，它内藏精气神，外则通过经络气血而与肢体孔窍、皮肉筋骨互相连属。因此脏腑功能衰退不仅使人体内在生命活力低下、阴精阳气因其气化功能减退而化生不足，而且使体表形貌弛懈衰颓，各种衰老的体态征象相继出现。

2. 保养好皮肤有利于养生

中医认为人的皮肤具有密闭和防止精、气、血、津液流失耗损以及抵御外邪侵袭的功能。肺主皮，肺气和肺阴是滋养皮肤的基本条件。其他脏腑功能的健全、气血津液的充盛，也是滋养皮肤的基本条件。

保养脏腑为保养皮肤容颜之首。人的气血不足，则面色萎黄、苍白；气血淤滞则面色晦黯；心血不足则面色无华；肝血不足则面色苍白、苍黄、青黯，皮肤粗糙无光；脾气亏虚则面黄唇白；肺虚失调则皮肤不固，致密性和柔韧性差，粗糙少弹性；肾阴虚则面部瘦削，肾阳虚则面部浮肿等等。五脏六腑的失常会引起皮肤容颜的异常，因此，保护皮肤容颜，一定要使脏腑机能协调，气血充盛畅达。

饮食保养。通过饮食调养，既可以滋养脏腑，又可以通过脏腑的健康保证皮肤容颜的滋润、光泽。冬瓜、桂圆、荔枝、苹果、大枣、橙子、核桃仁、杏仁、葵花子、花生、牛奶、羊奶、马奶、鸡蛋、鸭蛋、鹅蛋、鸽蛋、鲢鱼、兔肉、牡蛎等食物，都对皮肤的致密性、柔韧性、光泽性有较好保养作用。

起居调摄。劳逸结合，保证睡眠和休息，使皮肤得其濡养；适当运动，保证气血通畅，使皮肤得其宣达；适当性生活，使皮肤得其肾阴肾阳的支持。另外，调节情志，轻松愉快；保证饮水和环境温度，防寒、防燥，都有益于保养皮肤容颜。

洗浴和按摩。洗浴的目的是清除污垢，促进气血流通，保持皮肤的致密性、柔韧性、光泽性，热水浴、冷水浴、擦浴、药浴、蒸气浴，都能达到上述目的。按摩也能促进气血流通，加快皮肤新陈代谢，改善皮肤营养，长期坚持必有益处。

避免外界物理的、化学的各种因素对皮肤的损害，润肤防燥，防止紫外线过度照射，都是保护皮肤所必需的。

3. 从出汗看健康

从中医角度来看，汗是津液的代谢产品，出汗过多，会耗气，也会伤及津液而损于心血。

无汗，又称闭汗。是指汗腺减少或机体不产生汗液，身体局部或全身少汗或完全不出汗。患者某些部位或全身皮肤非常干燥，他们多半曾患有皮肤病（如银屑病、硬皮病等），令毛孔闭塞，以致无汗。另外，若身体新陈代谢紊乱，亦可能会无汗。老人活动量减少，汗腺萎缩，排汗较小。

多汗。多汗是指在恒温和静态情况下仍大量出汗。多汗兼有心悸、食欲亢进、情绪波动、失眠，可能是甲状腺机能亢进；多汗兼头晕乏力以及感到饥饿，可能是血糖过低及肝功能不好。服用某些药物后，亦会产生多汗反应。重金属中毒，例如铅、汞、砷等，可能亦会有多汗现象。

自汗。在白天清醒的状态下，不因劳动、穿厚衣或高温而汗自出，称为自汗，是气虚、阳虚的表现。自汗的人通常精神不振，气短、怕冷。

盗汗。入睡后，在半夜或黎明时分，胸部、背部、大腿等地方出汗，出汗量甚多，可使衣服湿透。盗汗多为阴虚所致，若伴有低热、两颧潮红、手心发热、口干等症状，可能是肺病的征象。

头汗。以头面部出汗为多，是肝胃有热及气虚所致。若兼有四肢发冷、气短，多为阳气虚。重病患者若突然额头大汗，则是病危警告。现代医学发现，突然间一侧额头出汗，多是颈部交感神经受刺激，可能患有动脉瘤。

手足汗。心情紧张时会手脚出汗，而经常两手潮湿和冰冷，则多因脾胃湿蒸，气虚、肾虚所致。

4. 保养筋骨有利于养生

中医认为身体的强健与否，在于筋骨是否强健、有力、灵活。肾主骨，肝主筋，肾精与肝血的充盛是保持筋骨强健的基础。因此，经络畅通、气血充盛是筋骨强健的前提条件。而筋骨的强健又为保证脏腑的健康创造了条件。

保养筋骨首先要保养脏腑。肝血不足，筋失其美；肾精不足，骨失其充；脾胃衰弱，筋骨亦失其养；心神不舒，筋骨亦失其导。经络是联络筋骨与脏腑的媒介，又是气血流行的通道。若经络不畅，筋骨则失其所养，所以，保证脏腑气血畅通，维持经络畅通，是保养筋骨之要点。

调摄起居养筋骨。居住环境温暖、不潮湿，按四时变化加衣减被，不受风寒侵袭，对保养筋骨很重要。若风、寒、湿邪侵袭人体，就会阻塞经络、凝滞气血，筋骨失其养，就可能关节肿痛、变形。

运动保健养筋骨。运动可使气血畅通，进而也锻炼筋骨，用进废退原则在此处非常适用。适度运动刺激筋骨，给筋骨以压力，经常使用和活动关节，是强健骨骼、关节、肌肉的最有效方法。筋骨废弃不用就将退化、脆弱；适度使用将更强健；但过度使用也将退化。所以，人们要根据自身情况，适当选择运动量和运动项目，过大的运动量或超强度的运动，会损伤筋骨。健身步、跑步、球类运动、健身操、下蹲运动、爬楼以及传统的五禽戏、易筋经、太极拳等运动，都是调和气血、养护脏腑、保养筋骨的好方法。

按摩推拿保筋骨。传统的养生之道中，按摩推拿是疏通经络、宣通气血、理顺筋脉、通利关节的首选。在腰、背、四肢等部位进行按摩推拿，可使周身气血畅通，脏腑得以滋养，进而保养和锻炼筋骨，使之筋骨强健。

合理饮食。脏腑的健康是筋骨强健的基础，凡有利于五脏六腑健康的饮食，都不可偏废。对保养筋骨有更直接作用的食物，有牛肉、羊肉、马肉、驼肉、鹿肉、牛奶、大葱、甘蓝、莲子、葡萄、樱桃等。

5. 从人的额头看健康

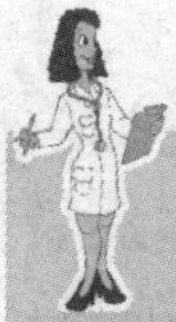

健康小贴士

从中医学看，额头也是人体“全息”区域。额头主“火”，额头上的气色可显示心血管、脑血管的健康状况。如果额头中央自发脚至印堂部分有凹陷现象，或印堂部分皱纹特多的人，属五行欠“火”，应注意心脏得病。而额头乌黑现象则是肝火旺、肾水亏的征兆。

额上与太阳穴均有青筋浮现的人，也许正为风寒、疼痛所苦恼。患心脏病者不免常低头皱眉，以致造成“山根”（鼻梁根凹陷处）位上多青筋。如“印堂”与“山根”之间有青筋暴露者，往往易患感冒和肠胃不适。但如能注意每天大便一次，可以消除青筋。

额下部的眉毛以黛色为上佳，即俗说之“眉清”。年轻力壮者眉黑眉浓，中年人的眉梢渐渐稀疏淡化意味着肾亏；老年人生出特长的“寿眉”或眉毛变白，是衰老的表征。

眉须清而顺。可不少人的眉毛上下左右生得纷乱交叉，说明生理素质与心理素质均略逊一筹；若是女性，还意味着有月经不调一类的妇科病痛。

时下有不少女性喜欢拔去原眉而另行文上假眉，这有损健康，至少失去了眉毛平时保护眼睛不受汗水、雨水流浸的作用，也失去观察健康的一大标志。再说，人的表情之所以丰富而生动是与眉毛的时而微皱、时而高扬、时而斜挑等动作分不开的，假眉画得再好也无法代替真眉的自然可爱。

当有人在额上呈现白里透红的气色时，即俗称“满面红光”，而呈现金黄色时则称“飞黄腾达”。这两种情况不仅显示生理上的健康，也显示出心理上的“春风得意”。

6. 从手指看健康

从中医经络说来看，全身十二条经脉有六条经脉与手指相通：手太阴肺经、手阳明大肠经、手少阴心经、手太阳小肠经、手厥阴心包经、手少阳三焦经（另六条与脚相通）。因此有很多病症可以从手中（或脚中）看出端倪。遗憾的是要凭有经验者的眼光，一般人不一定能学会。但可以让大家明白的是，手的运动对疏通全身经络，特别是对心脑血管的保健有很大帮助。

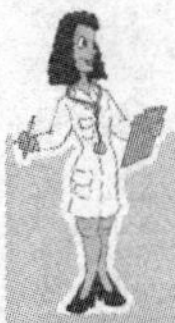

健康小贴士

不知你是否留意到：日常生活中，一些善于用手做事、手指灵巧的人，他们的大脑、心脏一般都比较健康；而一些不善于“动手”的人，往往未老先衰，容易引发心血管、脑血管疾病。

人的手指虽长短不一，而每根手指伸出来都应是直直的，不宜弯头屈节。如果有弯头屈节情况，必然为有病之兆。因此，每天清晨看到手指有弯头屈节时，如十分严重应及早请医生检查内脏是否有病。如稍有弯屈，则可自行撸直。撸直你的手指，便是一种有益健康的自我按摩。

从指头情况分析，大拇指头与脑血管有关，食指指头与肝胆有关，中指指头与心血管有关，无名指头联系肺，小指头关系肾脏。而中指指头尤会在早晨有明显的变化。如心血管有病，睡了一夜后，中指头可能弯得厉害，一般向无名指方向弯。左手中指头弯了表示右心房不好，右手中指弯了表示左心房有病。如自己设法撸直可略有改善，坚持每天撸撸，能撸直表明问题不太严重。

撸手指有时不痛，“痛则不通，不通则痛”。空着没事或闲坐闲谈，不忘撸撸手指，可以一指头一指头地撸，双手交换地撸，日久必见效。

手指撸直之后可以用左右十指抓搔头皮，成“梳子状”自前发际至后发际缓缓地贴着头皮发根向后梳一二十次不等，有利于活血、提神醒脑。

总而言之，上述只是“举手之劳”而可得益多多，诸君不妨一试也！

7. 眼睛与健康有关系

中医认为人体五脏六腑的精气，都向上输注于眼睛，使眼睛具有视物的功能。脏腑的精气汇聚于眼窝，便形成为眼睛，骨中之精注于瞳仁；筋之精注于黑睛；心之精注于眼内外眦的血络；气之精注于眼球的白色部分；肌肉之精注于眼胞。眼睛包罗了筋、骨、血、气等的精气，与脉络合并而成为目系，向上连属于脑，向后出于颈部中间，所以中颈部中邪，又遇人体虚弱，邪气就会深入，随眼系入脑。邪入脑后则脑转头晕，从而引起目系急，出现眼目眩晕的症状。由于睛斜不正，就会视眼模糊，视一为二，以致精气分散，出现视歧。所谓视歧，就是把一物看成两物。眼目是五脏六腑之精华所汇聚处，也是营、卫、魂、魄伏藏的地方，其精明视物的功能主要来自神气的生养。所以当人的精神过于疲劳时，就会魂飞魄散，意志紊乱。人的瞳仁和黑睛属于阴脏精气所生，白睛和赤脉属于阳脏精气所生，阴精阳精相互转合，目就能视物清晰。目能视物，主要受心的支配，因为心主藏神。人精神散乱时，阴阳精气便不相转合。因此，人在突然见到异乎寻常的情景的时候，就会心神散乱，魂魄不安，也就发生眩晕感了。

8. 从口腔异味分析疾病

有人说自己什么病也没有，就是老感到嘴里不是滋味——无论进食时或平时，口里总有一股特殊的味儿，淡的、甜的、咸的、苦的、酸的、辣的。

根据中医的说法，上述现象，属于口腔异味，往往是某种疾病的信号，应当引起注意。

甜味：中医认为，口腔出现甜味，是由于脾胃湿热郁阻，肝脾痰火内蕴所致。现代医学认为，口腔甜味，与消化系统功能紊乱有关。由于消化系统功能紊乱，导致各种酶的分泌异常，唾液中淀粉酶的含量过多，舌部味蕾受刺激而产生甜味。此症多见于糖尿病患者。

苦味：口腔出现苦味，多属肝胆热症、肠胃热症及各种炎症急性发作期。通常认为，口苦与胆汁排泄失常有关。有些癌症患者的舌尖感受甜味的味蕾萎缩，加上由于舌微循环发生障碍，唾液内成分的改变，所以常有口苦之感。

咸味：口咸主要是肾阴不足、虚火上浮的一种表现，多见于慢性咽炎或口腔溃疡患者，有时也可出现于慢性肾炎、肾功能损害者身上。这些人的唾液中，钠、钾、钙、镁含量增多，pH 值多呈碱性。

酸味：肝热则口酸。口腔出现酸味，反映了脾胃气弱，常见于胃炎和消化道溃疡。有些胃肠道异常病人的胃酸分泌过多，也往往有口酸的感觉。实验表明，口酸患者唾液中的磷酸酶、乳酸、碳酸酐酶含量均偏高，pH 值呈酸性。

淡味：口淡而无味，多见于久病脾胃虚寒的人。此外，消化系统疾病、内分泌疾病及长期发热的消耗性疾病、营养不良、维生素及微量元素锌缺乏、蛋白质及热量不足等，均可使舌部味蕾敏感度下降而产生口淡之感。在部分高龄老人中，由于味蕾退化，或由于舌苔增厚，也多出现此症。

臭味：有牙周病、龋齿、口腔溃疡等疾病的人，口腔常感发臭。鼻咽部和鼻腔内有炎症或脓性分泌物时，也会使口腔发出臭味。口臭还与消化机能失调有关。因为胃肠功能紊乱或消化不良，可使唾液成分发生变化而呈现酸性，有利于腐败类细菌的繁殖与活动，从而导致口臭。

辣味：肝火偏旺，肾虚痰热者，口腔多感辣味。在高血压、神经官能症、更年期综合征、长期低热的患者中也可出现。此外，口辣还与舌温偏高、舌黏膜对咸味和痛觉过分敏感有关。

值得指出的是，对某些人来说，口腔异味的出现，还与食物构成、个人味感习惯、睡眠、周围环境、情绪、酒烟嗜好及某些药物反应有关。口腔出现异味时，应及时去医院就诊，以便早日找出原因，进行对症治疗，争取短期内恢复正常。此外，在治疗期间，要注意饮食调节，以加强疗效。

9. 看唇知病

唇红润：湿燥适度，肠胃健康。

唇青紫：中医称为“紫绀”，这是机体缺氧或药物中毒的征象。常伴有面色暗红或淡青，胸闷不舒或时有心慌气短等症状。

唇皲裂：指口唇出现裂隙或裂沟，古称“唇燥裂”，是维生素 B_2 缺乏及阴虚火旺的症状。

上唇干枯：为大肠病变，伴有口臭口疹、耳鼻不通等症状。

唇色泛白：为血虚的特征，血液循环弱。冬天四肢冰冷发紫，若营养不良，起居无常，容易导致贫血。

唇苍白：为大肠虚寒，有腹泻、胀气、腹绞痛、冷热交加等。

下唇苍白：为胃虚寒，会出现上吐下泻、胃部发冷、胃阵痛等症状。

下唇绛红色：为胃热，并见胃痛、腹胀等症状。

唇内红赤：肝火旺，易脾气急躁。

唇内黄色：有肝火迹象。

唇色火红：发烧，心火旺，呼吸道有炎症。

唇色暗黑而浊者：消化系统功能失调，时见便秘、腹泻、头痛、失眠、食欲不振等。

10. 从五官看疾病

中医认为“有诸内必形诸外”，从面部五官看一个人的健康，是望诊最重要的部分之一。一般人若能了解一些望五官识疾病的知识，对防病养生也很有帮助。

眉：眉部为膀胱经起点，与肾气有关。眉毛稀疏、脱落常反映垂体前叶功能减退、黏液性水肿、甲状腺功能减退等内分泌系统病，中医认为系肾精不足所致。眉毛完全脱落可见于斑秃、全秃及麻风病人。眉毛干燥易断见于女性有月经不调，在男性易有性功能障碍及神经系统疾病。妇女眉毛过于粗黑常预测为肾上腺皮质功能亢进症。眉毛变白见于白癜风以及早衰的人。

眼：眼为肝之窍，五脏六腑之精气皆上注于目。正常的眼，眼光充沛，精彩内含。若白睛色暗浊，黑睛色晦滞，浮光暴露，皆是无神。

眼白发红呈血丝样充血，多为眼睛发炎，呈片状充血，多是外伤所致；眼白小红点常预测为糖尿病。白眼泛黄多见于黄疸或肝胆病。白睛青紫或红色络脉末端有黑色或褐色血点，常反映内伤。白睛出现蓝点或蓝斑可断为肠寄生虫病。

眼皮浮肿多为肾炎水肿。眼皮下垂抬起无力多是重症肌无力。眼皮闭合不全，单侧多系颜面神经麻痹所致，双侧则常为甲亢症。

眼睑边缘湿烂系脾胃湿热。两眼周围发黑即俗称之黑眼圈，多因过度疲劳、熬夜、睡眠不足，房事过度等所致。

眼球突出单侧多为肿瘤压迫，双侧多为甲状腺疾病。

鼻：鼻为肺之窍，可呼吸，也可看脊椎及消化道病变。鼻孔过小，肺活量不足，体力差。鼻孔过大，往往有膀胱泌尿疾病。鼻呈蛙状多见于鼻息肉。鼻骨下陷成鞍鼻多见先天鼻发育不良或梅毒造成。鼻部蟹爪纹提示有肝硬化。鼻质偏硬血脂偏高。鼻梁部发黑多见于肝病、黑热病或日晒所致。鼻梁部红色斑块应注意红斑狼疮。鼻头发红多见高血压病；若有毛细血管扩展，则为酒糟鼻。

唇：唇色苍白多为血虚贫血。唇色深红焦干多为急性热病。唇色鲜红多属阴虚火旺。嘴唇发紫多见于心肺功能不全等疾病。唇红伴呕吐为胃热。嘴唇呈樱桃红应怀疑是否煤气中毒。唇黑焦干多为病情危重。唇色暗黑发浊多为消化系统有病。唇上出现黑色斑块多见于慢性肾上腺皮质功能减退。唇、口角及口腔黏膜褐、黑斑点，提示消化道有息肉。唇肿多见食物过敏、外伤或局部发炎所致。唇歪多系颜面神经麻痹所致。

耳：五脏六腑皆与耳通。耳轮有粗糙不平的棘突要注意颈椎、腰椎骨质增生。耳表血管清晰可见注意血压高、冠心病。耳垂明显直纹多有冠心病。耳廓色白多见贫血或风寒。耳青黑多见有剧痛。耳及脸侧灰白多见肾功能衰竭。耳廓结节多见长期痛风。

11. 喜伤心者，以恐胜之

以恐胜之又叫惊恐疗法，适用于神情兴奋、狂躁的病症。以恐胜喜，治疗疾病，预防疾病，在古代许多医案中都有记载。以恐胜喜方法多样，关键是医者要随机应变，根据患者不同的情况确定不同的治疗办法。

清代名医徐灵胎《洄溪医书》里亦记载一例喜病恐胜之例。某人新考上状元，告假返乡，途中突然病倒，请来一位医生诊视。医生看后说："你的病治不好了，7 天内就要死，快赶路吧，抓紧点可以回到家中。"新状元垂头丧气，日夜兼程赶回家中，7 天后安然无恙。其仆人进来说："那位医生有一封信，要我到家后交给您。"只见信中讲道："公自及第后，大喜伤心，非药力所能愈，故仆以死恐之，所以治病也。今无妨矣。"

中医认为"大喜伤心"可使人突发疾病，以致癫狂失常，但惊恐可以治喜。以上案例即是"以恐胜喜"之疗法。患者由于新中状元后，过于喜悦，致正气耗散，患病求医。医生用"死"恐吓，惧生恋死乃人之常情，患者自然惊恐、悲伤，使得由于过喜所致的耗散之气收敛，故患者不用药物治疗，自然痊愈。最后又将治病的全部机理告诉患者，使患者心中明了，以防因恐之不当留下后患。此案在古代心理治疗方法上的灵活实为一治疗典范，对现今心理治疗具有启发指导意义。

12. 悲伤心者，以喜胜之

悲伤是中老年人健康的大敌，由于过度悲伤可引起许多疾病。在情志相胜方面以喜胜之，又称笑疗，由于神伤表现得抑郁、低沉的种种病症，皆可使用，且有良好的作用。

金元名医朱丹溪曾遇到一青年秀才，婚后不久突然亡妻，故终日哭泣悲伤，终成疾病。求尽名医，用尽名药，久治无效。朱丹溪为其诊脉后说："你有喜脉，看样子恐怕已有数月了。"秀才捧腹大笑，并说："什么名医，男女都不分，庸医也!"此后，每想起此事，就会自然发笑，亦常将此事作为奇谈笑料告诉别人，与众人同乐。数月后，秀才食欲增加，心情开朗，病态消除。这时朱丹溪才告诉他这是以喜乐制胜悲忧的疗法。

中医认为喜胜悲乃医生用各种方法使患者喜乐，以制约其原有的以悲忧为主的情志障碍及由此引起的躯体障碍。以上案例是以喜胜悲的典型案例，但临床使用确需权衡再三方可使用，如使用不当会招致祸端。

13. 以情胜情，治疗疾病

以情胜情，此乃中医学独特的心理治疗与康复方法。这一心理治疗的原则到金元时代得到发展，以著名医学家张子和的《儒门事亲》为代表。张子和指出："悲可以制怒，以怆恻苦楚之言感之；喜可以治悲，以谑浪戏狎之言娱之；恐可以治喜，以恐惧死亡之言怖之；怒可以制思，以污辱欺罔之事触之；思可以治恐，以虑彼志此之言奇之。凡此五者，必诡诈谲怪，无所不至，然后可以动人耳目，易人听视。"

中医认为情志相胜的心理疗法原理是：脏象五志论将人体归纳为五个体系，即是肺金、肝木、肾水、心火、脾土，它们是依次相生的关系；同时以金、木、水、火、土的顺序依次相胜，或者说相克，即依次制约的关系。这五个系统也包括情志心理因素在内，悲属肺金、怒属肝木、恐属肾水、喜属心火、思属脾土，情志相胜治疗就是根据五行这种制约关系，用一种情志去纠正相应所胜的情志，有效地调节由这种情绪产生的疾病，从而达到治疗的目的。这就是情志相胜的治疗原理。

在使用以情制情法时，要在患者有所预感时再进行正式的情志治疗，不要在病人毫无思想准备之时突然进行；并且还要掌握病人对情志刺激的敏感程度，以便选择适当方法，避免太过或不及。情志相胜治疗算是中医较为典型、较为系统的心理治疗方法，具有东方传统文化的特点。

14. 如何治疗抑郁症

《新修南充县志·方技》中有这样一则病案：一个富家有一男一女，父母重男轻女，对男孩儿百依百顺，对女孩儿漠不关心，挨批评打骂的总是女孩儿。时间长了，少女孤僻，不愿见人，胆小怕事，其父母才认识到了问题的严重性，后来求助于当地有名的肖医生来诊治。当医生了解病情后认为，女孩儿不是脏腑疾病，而是心理疾患，性格出了问题。于是医生给她大药丸，每天早晨服药一丸，并叫她同大家一道到菜园里去锄草，每天要割草两捆。她初去时不太适应，时间长了，就习以为常了。这样过了100天，再配合药物治疗，身体就逐渐强壮起来，面色也变得光彩润泽，疾病便得到了痊愈。

中医认为医生在药物治疗的基础上，根据患者的具体情况、精神状态，让患者与大家一起参加除草劳动。患者由于刚开始有心理障碍，不习惯于参加，后来慢慢地也就习惯了，改变了患者的孤独环境和抑郁心境，增加了生活的乐趣，患者的抑郁症在这样的治疗中也就随之而愈了。可见劳动、工作是疏导情绪的重要方法之一，正确地使用，有利于患者的康复。这种疗法就是中医所说的易性疗法，即现在讲的工娱疗法。

15. 如何调养心脏

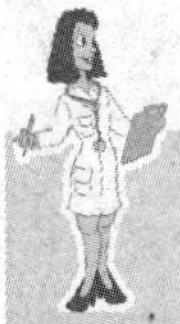

健康小贴士

心脏是人体的重要器官之一，中医学称之为“君主之官”，意即为生命活动的主宰。心脏具有推动血液循环和精神意识两个方面的职能。所以，老年人养心必须从心脏本身和神气两个方面进行，即动与静兼而有之。

怡养心神。心主神，神宅于心，心为神的物质基础，神是生命力的象征，又是心功能的反应。养心与宁神，宁神是关键，因为神能御心。

祛除邪气。心为五脏六腑之主，心伤则五脏六腑皆受累。由于外感邪气易于伤心，人体内伤杂病也可伤及于心。因此，在保养中，应积极治疗外感与内伤所引起的各种疾病。

阴阳平衡。人体阴阳能得到平衡，血气能得到补养，便能得到脏器的健康。其中又以心脏阳气的旺盛为健康人体的根本，因为人在自然衰老过程中阳气易于虚弱。因此，护卫心阳也是养心的重点之一。

除上述的养生要点外，具体的养心措施有：

提倡戒烟。烟草中对人体的有害物质达十余种之多，危害很大。

如尼古丁（即烟碱）进入人体后，刺激交感神经，使血管痉挛，心跳加快，血压升高，心脏排血量减少，传导系统失常。还能使血液胆固醇含量增高并沉积在血管壁上，形成硬化；同时使血液黏稠度增加，影响冠状动脉血流量，从而导致冠心病、心绞痛、心肌梗死等症。可见，烟草对人体，尤其对心血管方面毒害较大，应当提倡戒烟。

茶饮清淡。饮用淡茶，能清心安神，消食利尿，饮之有益。但茶中含有咖啡因和茶碱，过多饮用则会引起心跳加快。茶中鞣酸与人体铁质结合成化合物，会引起贫血，使心脏失养。

少量饮酒。酒性温，味甘辛，是人们生活中常用的饮料。少量饮酒能温通血脉，助心行血。饮酒过量，尤其是多饮烈性酒，不但于心不利，且伤形损寿。

另外，沐浴促进血液循环，旺盛新陈代谢；观看电影、电视节目时，不要看惊险、紧张、恐怖的画面，避免对心脏产生不良刺激。还要注意适应气候变化，尤其是冬夏两季对心脏影响较大，要特别小心注意。讲究身心卫生，加强道德修养，提倡精神文明，调控情志变化，永保心理上的青春。

16. 如何调养肝胆

肝胆的解剖位置在右肋之内，横肠之下，胆附于肝。肝胆之间除了胆管相连外，还有经络血脉相互维系，互为表里。

中医认为肝的主要生理功能是主疏泄和藏血。肝的疏泄，就是对气的升降出入运动的控制调节，使之通畅协调和平衡，同时推动机体各脏腑器官经络等的活动、血液的循环、津液的输出代谢等等。

如果肝的疏泄发生障碍，就会影响各器官的生理功能，导致营养不良，毒物潴留和内环境平衡的失调。肝的藏血，就是指肝有储藏血液和调节血量的功能。当人体处于安静休息，情绪稳定的状态时，各脏器组织器官所需的血量相对增多，肝就储存起一部分血液；在人体活动剧烈或情绪激动时，各脏器组织器官所需的血量相对减少，肝就会把储存的血液向外周输出，以供机体的需要。实际上调节血量的作用是肝的疏泄功能在血液运行方面的一种表现。藏血功能失常，就会引起血虚或出血。肝血不足，不能养目，则目涩眼花或夜盲；肢体麻木，屈伸不利。肝血不足，阴不能制阳，故肝阳偏亢，引起高血压，出现头晕、头痛、目眩等症。

胆附于肝，与肝互为表里，其主要生理功能是储存和排泌胆汁。但胆这种功能要受肝的疏泄功能的控制。中医认为，胆汁是由肝之余气积聚而成，是一种代谢的产物，它的正常排泄有助脾胃运化功能。如果肝失疏泄，就会引起胆汁排泄不畅，甚至发生胆道系统的炎症、结石等病，表现为肋下胀痛、食欲减退、便秘、口苦、恶心呕吐甚至黄疸等。

这些都说明，肝胆的功能在机体各脏器中占有非常重要的地位，必须注意肝胆的保养。

（1）绿化环境，陶冶性情。优美的生活环境，可以使人和颜悦目，身心舒畅，忘却疲劳。这是因为肝的生理特性与木同类，都有升发、调达、舒畅的性质，即肝属木，就是树木的青绿之色也为肝之属色。在这种人与自然相统一的环境中，肝的疏泄开发功能得到了充分的发挥，使气机通畅，内环境稳定，各脏腑的功能运行正常。在这样的条件下，不但对人的情绪有稳定作用，而且可以双向调节血压，消除眼睛疲劳，对人的健康非常有益。

（2）加强情志变化的自我调节。中医实践证明，情志变化与肝有着直接关系，它是肝阳升华、肝气泻泄的一种表现。在一般情况下，适当的怒气发泄，可使肝的阴阳得到平衡。但若怒气过盛，势必造成肝阳升发太过，肝气上冲，血随气溢，则出现面红耳赤，青筋暴露，气逆不休，就有可能出现呕血、昏厥等等；若是怒气抑郁，则会出现双胁胀闷疼痛不适，时时扪胸而叹，并借此吐出心中不悦。现代医学观察的结果也表明，急躁易怒的老年人其患高血压病、脑溢血和心肌梗死等的发病率明显高于一般老年人。懂得了这个道理以后，每个老年朋友就要自觉地进行精神情操的修养，为人处世要以“和为贵”，并以此作为处理子女和人际关系的准则。对任何人、任何事都要心平气和，心情平静，不因个人得失而斤斤计较，不因矛盾冲突而怒发冲冠。情志变化的自我调节，对肝脏的健康是很有益的。

（3）注意各种营养要素的搭配。高蛋白、低脂肪，忌酗酒，对肝胆的保护最为有益。还要注意饮食和水源卫生，防止肝炎病毒的污染和传播。

（4）药物养生要多用疏泄调达、平潜清导之法。不宜乱用、滥用药物，以防药物毒性对肝脏的损害。肝血的滋养不可忽视，但又不要滥用各种血制品。注射器的应用要经过严格的消毒。防止乙型肝炎的传染。积极预防寄生虫，如血吸虫、肝吸虫、阿米巴原虫病等，都可能对肝脏造成严重的危害。这些寄生虫具有一定的流行或区域性，所以积极的预防是很重要的。

17. 保护好脾胃可养生

中医学认为，胃主受纳，脾主运化，它们是水谷之海，气血生化之源，故有“脾为后天之本”的说法。《景岳全书》亦说：“盖人自有生以来，唯赖脾胃以为立命之本，胃强则强，胃弱则衰，有胃则生，无胃则死，所以养生家必当以脾胃为先。”

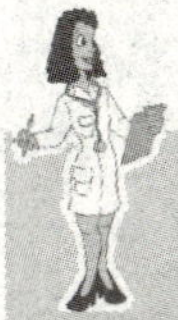

健康小贴士

俗话说：“动为纲，素为常，食适量，莫愁肠”，正是保养脾胃的妙诀。

动为纲。适当的运动可以增强脾胃功能，促进消化，增进食欲，从而气血化源充足，“精、气、神”旺盛，脏腑功能不衰。老年人要根据自己的实际情况选择合适的运动方式和运动量。俗话说：“百练走为先”。散步是一种自然的体力活动，信步闲庭，可快可慢，使精神得到休息，肌肉得以放松，气血调顺，整个身心在一种自然的协调中得到平衡和保养。持之以恒，可流动气血，畅达气机，活动关节，助脾运化，祛病防老。

素为常。老年人代谢缓慢，肠胃功能薄弱，消化吸收功能下降，饮食应当以素为常，如面粉、大米、五谷杂粮、豆类制品、蔬菜、瓜果等。大鱼大肉、油腻、煎炸、辛辣之品能助湿生痰，助热动风，诱发疾病，应当少吃。俗话说得好：“鱼生火，肉生痰，豆腐青菜保平安。”这是有一定道理的。

食适量。饮食适中，既不过饥也不过饱。过饱害处很多，但节量是相对于饱食而言，不应食之太少。过饥则饮食摄入不足，以致气血生化之源缺乏，久之则营养甚少，供不应求，也会引起疾病。

莫愁肠。人的精神状况和情绪变化对脾胃亦有一定的影响。中医认为，“思伤脾”，意思是思虑过度，最易损伤脾胃，引起消化、吸收和运输的障碍而食不甘味，久之气血生化不足而神疲乏力，心悸气短，健忘失眠，形体消瘦，百病丛生。现代医学研究证实，安静愉快的情绪能促进食欲，增加消化液的分泌和消化道的蠕动，有利于胃肠对食物的消化吸收。反之，抑郁、忧愁、恼怒、悲伤等不良情绪可引起食欲减退和消化障碍，是发生脾胃病的重要诱因。欲求康寿，必须注意性格、情操及道德的修养，心胸豁达，和善处世，不在烦恼琐事上斤斤计较、苦思冥想，更不要在身外之物上多费心思。尽量减少各种不良情绪的刺激和干扰，是养护脾胃、延缓衰老的妙方。

18. 如何调养肺脏

中医认为，“肺者气本”、“天气通于肺”。这种吸清呼浊的作用，使体内气体得到交换，如果失调，呼吸就会出现病变。肺主皮毛，肺气不足，则卫外的功能下降，外邪乘机而入，就会发生多种疾病。肺还有“通调水道，下输膀胱”的作用，是保证“脾气散精”、“水精四布”的重要环节，因此有“肺为水之上源”的说法。肺又主调节，朝百脉，说明有调节功能，能辅助心脏，主宰血液循环。

肺的养生要旨，即以预防为主。这个要旨尤其适用于和自然界大气相通的“娇肺”。肺脏的保健措施是以其生理功能为基础，基本要求仍然以预防为主。

精神调养。主要是通过舒畅情志，保持人体的心理平衡，从而保证身体健康。情志作为致病因素，乃由于忧思过度，刺激量过大，超出身体可能承受的正常生理范围，导致肺脏功能的异常变化，从而引起病患。因此，为了防止对老年人的精神创伤和精神刺激，强调调养精神情志作为养生的重要措施，并把培养良好的道德精神作为修身养性、祛病延年的重要前提。首先，要立志。就是要有健康的心理，坚强的信念，这是战胜疾病的动力。二是要养德。养德是养生的前提，是传授养生术的必备条件。因此，提倡讲道德、重仁义、耻私欲，有利于心志安定，气血充沛，脏腑和调，是人体正常生理活动和健康长寿的保证。三是弃杂念。精神乐观，性格开朗，安心养神，调畅情志，增加兴趣爱好，运用琴棋书画、花木鸟鱼、古物收藏、旅游漫步等陶冶性情，排除忧虑和烦恼，达到养生健身的目的。四是以情胜情。《内经》说："忧伤肺，喜胜忧。"许多老年朋友在病痛中通过回忆自己以往生活中有意义的大事、喜事，有意识地控制自己的情绪，创造了不少行之有效的情志疗法，从而达到了比药物更好的祛病效果。

起居调养。首先是住处。作为肺脏调养的环境，最理想的居处是空气新鲜、阳光充足、水源清洁的自然环境。良好的自然环境，是老年人健康生活不可缺少的条件。一是要消灭有害因素产生的条件，防止空气污染。二是要注意避免吸入空气中对肺有害的煤尘、灰尘。三是存在于空气中的其他气体，如二氧化碳、二氧化硫、氯气、乙醚、酒精、汽油、氨、酚、甲醛、有机磷农药等，这些有毒气体不仅对肺脏直接有害，而且对整个人体的危害性也很大。其次，起居调养。主要是按四时养生，即根据四季气候阴阳变化的规律和特点调节人体，健身防病，从而达到健康长寿的目的。

肺脏功能的调养。人体随着年龄的增加，尤其是老年人皮肤的再生及愈合能力降低，血管不能适当地收缩、扩张，调节功能差；冬天怕冷，夏天怕热，容易被外邪侵入。这些都与肺气不足有关。因此，加强锻炼，提高肺脏功能，改善机体对外界气温变化的适应和调节能力，对于避免和减少外邪内侵入肺，防病延年是有裨益的。一是空气浴。空气浴就是让身体广泛接触冷空气，锻炼和改善体温调节功能、提高机体对外界寒热变化适应能力的一种方法。空气浴能调节中枢神经系统的兴奋抑制，改善大脑皮层功能，促进机体新陈代谢，加速组织氧化还原过程和提高免疫力，预防上呼吸道感染。特别是对患有慢性气管炎、肺结核、肺炎的老年人，经常进行空气浴有益于身体康复，益寿延年。空气浴锻炼应从夏季开始。尽量少穿衣服，每天早晨到空气新鲜的场所，让皮肤广泛地接触空气，与其他的体育锻炼同时进行。到秋季以后，随着气温下降，在起床前可进行干浴锻炼，即用手摩擦全身，然后穿单衣到室外活动和锻炼。老年人一般不宜于在气温低于摄氏15℃的环境里进行空气浴锻炼。在大风、大雾、寒流时，不要勉强坚持，寒冷天气可在通风换气的室内进行。二是水浴。一般地说水温在20℃以下就称为冷水浴。包括冷水洗面、冷水擦面、冷水浴足、冷水浸浴、冷水冲淋和冬泳等形式。冷水浴能提高人体对寒冷的适应能力。因为在冷水浴的过程中，周身血管都受到一张一缩的训练，人体的呼吸加深加快，增强了呼吸系统的功能，抗寒能力也增强。因此，即使在外界气温突然变化的情况下，身体也能适应，不易着凉而发生诸如感冒、支气管炎、肺炎、过敏性鼻炎等疾病。但要注意不要在睡前、酒后、饱餐、空腹及剧烈运动后进行冷水浴。

19. 如何调养肾脏

肾者，左右各一，古人称之为左肾、右命门。

中医认为肾的主要功能是藏精。精气先天受于父母，滋养于水谷精微，乃人体生命之源泉。

肾气是人体生长发育衰老之根本、阳气之根，五脏六腑的调节中心。所以，肾气的强盛关系到人体的健康。肾气旺，体健少疾，衰老缓慢，寿命长；肾气虚，疾患多，体弱易老，寿命短。由于肾藏精的特殊功能，所以中医学特别重视“肾气”在防病健身中的作用，养生学家也把补养“肾气”作养生抗老的主要方法之一。

精神调养。通过调养精神、舒畅情志等养生和养性措施，以保持人体的心理平衡，达到健康长寿的目的。人体的情志活动是以精气为物质基础的，与脏腑关系密切。正常的精神心理和情志活动，是有益于身心健康的。突然强烈持久并超过平常的生理感情刺激，可使人体气机紊乱、脏腑的阴阳气血失调，从而导致各种疾患。因此，只有七情调和，道德良好，精神健康，才能保肾益精，强身延年。

益肾保精。房事生活是人类一大需要，并与饮食并举，是人的本性。正常的房事生活，可以协调人体的各种生理功能，促进性激素的正常分泌，是健康的心理需要。老年人的房事生活本应自然之道，避免损伤，需得其术。首先要行为有度，即不要恣其情欲，漫无节制。房事是否得当，均以第二天是否精神饱满、身心愉快为标准。其次，大醉之后，疾病未愈，大怒大恐之后，远行疲劳等，不宜进行房事。再次，夜晚进食不宜过饱，睡前用温水洗脚，被褥不宜过厚，脚腿部不宜太暖，衬裤不宜过紧，睡眠养成侧卧习惯。这些对于防止欲火妄动，减少肾精遗泄，强身固肾是很有帮助的。

加强肾功能的调摄。通过采用保健操、气功、按摩和针灸等措施，获得补元气、强肾固精的作用，达到防病祛病、益寿延年的目的。

20. 重视先天与后天的关系

中医有关衰老的学说中，论述最多的是肾虚、脾胃虚弱与衰老的关系。中医认为“肾为先天之本”，肾气是决定人体强弱寿夭的关键因素。肾藏精，藏生殖之“精”；主发育，主人体的生长发育。肾生髓，通脑，主骨；肾精充足，则骨髓生化有源，齿固发乌，耳聪目明。肾上开窍于耳，下开窍于二阴，故大小便的排泄与肾也有关。肾气的盛衰与否主要观发。肾气旺盛，毛发茂密、乌黑，有光泽；反之，毛发稀疏脱落、变白，无光泽。《黄帝内经》指出人体生长、发育、生殖、衰老的生命过程中，无一不与肾有关。肾气随着年龄增长，逐渐由弱到强，又由盛转衰。《医学正传》曰：“肾元盛则寿延，肾元衰则寿夭。”肾为先天之本，肾气禀承父母，人之寿夭与衰老和肾气的盛衰密切相关。

肾虚又分为肾阳虚与肾阴虚。中医的阴阳学说应用很广，认为疾病的发生与发展，人的衰老与死亡，都是由于阴阳失衡所致。中医认为“阴平阳秘，精神乃治”，就是说只有人体阴阳两方处于相对平衡状态，才能维持正常的生理功能。从药物性味功能来说，中医也是按照阴阳来区分的，“诊病施治，必先审阴阳”。

中医认为，衰老有先天和后天原因，先天、后天可以相互促进，相互影响，因此后天调理是否适当对衰老有重要影响。历代医家都认为“脾为后天之本”。《黄帝内经》指出脾胃是五脏的中心，五脏六腑都依赖脾胃供给“气”和“精微”，它是人体赖以生存的基础。如果脾胃虚弱，则元气不足，百病由此而生，必导致未老先衰。

我国古人把脾胃归属于五行中的“土”，认为土为万物之母，是万物生发的根本。脾胃位于腹中，脾与胃互为表里。“脾主运化，胃主受纳”，共同完成对食物的消化、吸收和输送等功能。人体所有的脏腑、器官、组织皆需要脾胃供给的各种营养素，所以脾胃是生命的源泉。如果脾胃虚衰，不能消化吸收饮食水谷，人体所需要的营养物质得不到及时补充，便会出现营养不良、贫血、水肿、气短、头晕、四肢无力等各种各样的疾病或症状，从而加速衰老，甚至死亡。

21. 足心呼吸可降压

中医认为，高血压病乃是因为肝肾阴虚、肝阳上亢所致，而位于足心的涌泉穴则是肾水之源，强化此穴的气化功能，则能滋生肾水，平抑肝阳，从而达到引气血下行、降低血压的作用。足心呼吸法则具有上述之效果。具体方法如下。一是坐、卧、站、走均可，双目微闭或张开。自然呼吸，全身放松，意想自己的一呼一吸在足心的涌泉穴进行；二是任何时候均可进行练习，时间长短根据具体情况而定，但最好每次在30分钟左右，每日次数不限；三是足心呼吸时能做到放松入静则效果最佳。如在睡觉前练习，不知不觉睡着了也无妨，不需要像练气功那样做收功动作。意想足心在呼吸的念头不要太重，只需微微关照即可；如果由于其他念头把意想足心的念头冲了，忘了也无妨，只需再次想到即可。老年高血压病患者如能持之以恒地练习此法，必有好处。

22. 女子不可百日无糖

中医认为妇女产后身体多淤，且八脉空虚，导致腹痛。凡偏淤者，医生常处以“生化汤”、“失笑散”或“金铃子散”，并嘱咐病人在药煎好后用红糖调服，利用红糖“通淤”或“排恶露”的作用达到止痛的目的。对无力购药者，医生嘱取适量的中段童尿拌红糖口服，亦可收到异曲同工之效。“女子不可百日无糖”，指的就是红糖。曾有一个女青年，因长期患病，身体瘦弱，体重不足50公斤。她怀孕后思想负担很重，担心自己承受不了，经采用中国传统的食疗方法，设计以温热补虚寒的“对症之食”，给她吃糯米酒酿煮鸡蛋，加有红糖和芝麻的小米粥等食疗之品。结果，她不仅产下了健康的婴儿，而且身体比产前还结实。她产后坚持哺乳，婴儿发育良好、活泼健康。

中医营养学认为性温的红糖通过“温而补之、温而通之、温而散之”来发挥补血作用。相对而言，白糖虽味甘，然其色白，性平，故补血的效果远不及红糖。根据分析的结果，由于白糖过于纯净，其中几乎不含微量元素成分。当前，即使是在科技发达的日本，食品上还特地标明“纯正红糖”字样。这从一个侧面说明了红糖非同于白糖的作用。众所周知，“红糖姜汤”更是世人皆知的预防感冒良方，所以家庭和食堂都应常备红糖。

23. 七窍是人精神的门户

中医认为人的七窍是精神的门户；人的志气，是受五脏役使的，耳和眼被声色所诱惑，就会使五脏摇动而不安定；五脏摇动而不安定，就会使血气滔荡不休；血气滔荡不休，就会使精神驰骋于外而不固守体内；精神驰骋于外而不固守，那么祸福的来临虽然大如丘山，也无从知道。如果使耳目精明玄达必须没有诱惑，使志气虚静恬愉就要减少嗜欲；五脏安宁充盈而不泄泻，精神内守形骸而不外越，就能望穿来事之前，而知道来事之后，还没有达到足以做到的，岂只是祸福之用。所以说：“出游越远的人，知道得越少。”这是说精神不可以外淫的道理。五色乱目，使人目不明；五声乱耳，使人耳不聪；五味乱口，使人口病伤；取舍乱心，使人行为越轨。这四者，就是造成天下人为什么要养性的原因，其实这都是为人欲所累。所以说：嗜欲的人，使人的气失去，而好憎的人使人的心劳累。不除去这些毛病，就会使人志气日耗。

24. 如何治疗男性更年期综合征

早在20世纪30年代，医学家们就发现了男性也存在着更年期。不同的是，男性出现更年期的年龄与女性更年期比较相对晚一些，一般发生在55~65岁之间，表现症状也比女性轻。可是，仍有一少部分男性由于胃气渐衰、脏腑功能失调而出现以性功能减退、精神神经症状和全身症状为主要表现的更年期综合征。中医中药对更年期综合征的治疗有其独到之处。尽管更年期综合征的临床症状表现比较繁杂，但通过辨证，可以认识到其大体上是以虚证为主。其病因主要是由肾阴亏损、肾阳虚衰以及肾阴阳俱虚所致。临床可分为以下五型进行辨证论治。

阴虚内热型。表现为头晕耳鸣，失眠多梦，腰酸腿软，形体消瘦，潮热盗汗，五心烦热，咽干颧红，尿赤便干，舌红少津，脉细数。治以滋阴降火。选用知柏地黄汤治疗，药用知母、黄柏、生地、山萸肉、山药、丹皮、茯苓、泽泻等药，并随症加减使用。

肝肾阴虚型。表现为头晕目眩，耳鸣失聪，烦躁易怒，忧郁紧张，潮热盗汗，五心烦热，腰膝酸痛，舌红少苔，脉见弦细。治以滋养肝肾，方用杞菊地黄丸加减，药用枸杞子、菊花、生地、山萸肉、山药、丹皮、茯苓、泽泻、龙牡、龟板、当归等药，并随症加减。

心肾不安型。表现为心烦不寐，多梦易惊，心悸不安，忘前失后，头晕耳鸣，潮热盗汗，上燥咽干，舌红，脉细数。以滋阴降火，方用六味地黄汤和天王补心丹，药用生地、山萸肉、山药、丹皮、茯苓、泽泻、黄边、肉桂、五味子、龙牡、当归、天冬、麦冬、柏子仁、酸枣仁、人参、玄参、丹参、远志、桔梗等药，并随症加减。

脾肾阳虚型。表现为面色光白，畏寒肢冷，神倦乏力，食少纳呆，面肢浮肿，腰膝或小腹冷痛，性欲减退，阳痿早泄，夜尿频数，大便稀溏，或五更泻泄，舌淡体胖，脉见沉细。治以温补脾胃。方用还少丹加减，药用熟地、枸杞子、山萸肉、肉苁蓉、巴戟天、小茴香、杜仲、牛膝、楮实子、茯苓、山药、人参、大枣、菖蒲、远志、五味子、仙茅、仙灵脾等药，并随症加减。

肾气虚衰型。表现为面白神疲，耳鸣耳聋，性欲减退，滑精早泄，腰膝酸软，小便频多或失禁，浮肿便溏，畏寒肢冷，舌淡、苔白、脉沉弱。治以补益气，方用二仙汤和金匮肾气丸，药用熟地、山药、山萸肉、茯苓、泽泻、丹皮、桂枝、附子、甘草、浮小麦、仙茅、淫羊藿、巴戟天、黄柏、知母、当归等药，并随症加减。

25. 音乐养生

中医认为，音乐可调养脏腑，宜通气血。角、徵、宫、商、羽五音分别应于五脏肝、心、脾、肺、肾，所以说不同的音乐对人的情绪有不同的作用。利用音乐调节情志，是养生的重要方法之一。音乐对于人的保健治疗作用，在许多文献中都有记载。《养生论》

说："缓以五弦，无为自得，体妙心玄，安欢而后乐足，遗生而后身存。若从此以往，庶可与羡门比寿。"

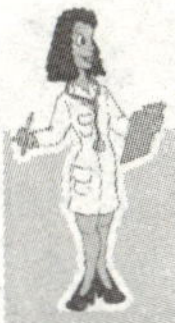

健康小贴士

近年来科学家通过各种实验证明，音乐可调节大脑皮层，使体内一些有益于健康的激素酶类、多肽、乙酰胆碱等数量增加，并广泛地影响神经、血管乃至心理活动。

音乐能为人类的健康服务，古今中外都有音乐疗疾之说。音乐可以陶冶情操，使人从中获得力量。听音乐不仅是一种美的享受，还能调节人的情绪。每当心情沮丧之时，不妨听一曲你所喜爱的歌，让它把你带入另一天地。目前国外盛行的音乐疗法，有趣的是，它的处方就是一些世界名曲。如勃凯里尼的A大调交响乐、贝多芬的第八交响乐可治疗情绪不稳定；李斯特·费伦茨的《匈牙利狂想曲》可治疗精神抑郁症；贝多芬的钢琴奏鸣曲第七号、巴哈的小提琴D小调协奏曲可治疗高血压、肠胃功能紊乱等。另外，我国的民族音乐中，凡是旋律缓慢轻悠、曲调低沉、清幽和谐的乐曲，多具宁心安神、镇静催眠之效，像《梅花三弄》、《催眠曲》等。我国的《梁祝协奏曲》、《平湖秋月》等乐曲，最适合于急躁之人和作为思考问题时的伴音。凡是节律明快，旋律流畅的曲目，多有开畅胸怀，舒解郁闷之效。如《金水河》、《步步高》、《喜洋洋》、《假日的海滩》，可治疗神经衰弱与心血管性疾病等。正所谓："一曲听尽消千愁，千愁消尽享万寿。"

应用音乐养生，宜选择环境清静之处，排除各种干扰，使身心沉浸于音乐之中；播放音乐时要注意音量的控制，不要使噪音产生。

26. 预防衰老的措施

中医认为采取正确有效的养生调摄措施，预防和延缓衰老的发生，是中医学历来所着重研究的内容。历代医家基于对衰老机理的深刻认识和老年病防治的长期经验体会，发明了大量切实可行、确有良效的保健防老措施和方法。这些措施和方法构成了中医养生学和预防医学的重要组成内容。

中医清楚地认识到“生长壮老已”是生命的必然规律，人们只能在这一规律许可的范围内防止早衰，尽可能延缓衰老进程而尽享天年；世上根本就没有什么长生不老药，任何希望逆转衰老进程以求返老还童、长生不老的做法都是枉费心机。

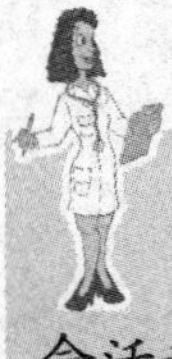

健康小贴士

因此不少养生著作都强调“养生以不伤为本”，认为顺应生命活动规律，使机体生理功能得到正常发挥，不抑制、不过用，就是最好的养生防老方法。

不能等到衰老发生之后才进行预防，必须在日常生活中坚持不懈地采取综合的养生防老措施，持之以恒才能取得良好效果。衰老虽然发生于生命过程中的最后阶段，但引起衰老的内在因素，如肾气的虚衰、阴精的亏损、脏腑功能的衰退等，在整个生命过程中都可能出现。要预防早衰，就必须在日常生活中经常采取正确的保健措施，排除不良生活方式和疾病的干扰，时时顾护肾气、保养肾精，并促进脏腑机能的旺盛、气血精神的充沛。只有在平时培养良好的身体素质，才能避免衰老的提早发生。若青壮年时期自恃体质壮实，不注意保养调摄，恣情纵欲，过度损耗阴精阳气，等到衰老出现以后才施养生之道，则如临渴掘井、临斗铸锥，事虽倍而功则半，欲收保健防老、延年益寿之效难矣。

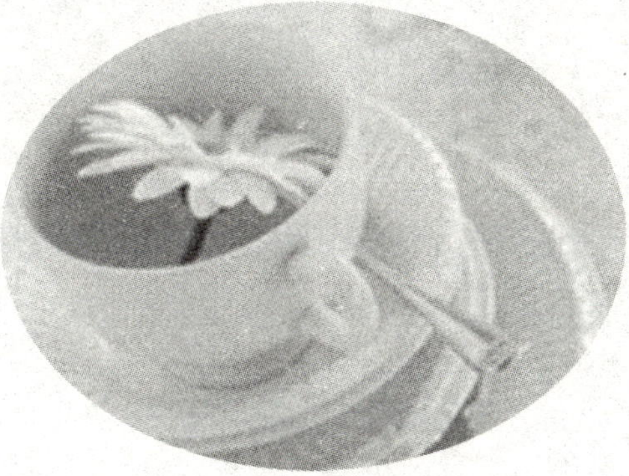

第六章
中医与老年病

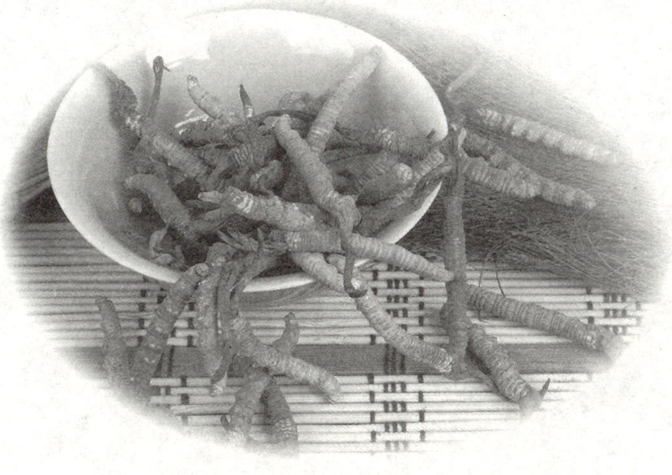

1. 中医对老年病的认识

中医认为老年病指发生于老年时期的常见病和多发病，亦就是在衰老状态下较常发生的疾病。老年病与衰老是两个不同的概念，衰老是生命过程中必然出现的生理现象，虽可延缓和减轻，但对于所有老年人来说均不可避免；老年病则是一种病态，虽然亦见于年老体衰时期，但它可以通过积极的预防措施加以避免，并非所有老年人一定要患老年病。

然而，老年病又与衰老密切相关，前者是在衰老的基础上发生的病变，因此其病因受衰老机制所影响，而具有和一般疾病不同的特点。另一方面，老年病的经常或反复发生，又会对人体带来难以恢复的损伤，从而加快衰老的进程或加深了衰老的程度。因此，了解老年病的发病特点，对于老年保健和预防衰老均有重要意义。

2. 中老年人易因邪气致病不利于养生

中医认为老年人正气虚衰，精气亏少，脏腑功能衰退，营卫气血衰少且运行迟滞。这一系列的功能衰退导致了抵抗外来致病因素的能力低下，因此易受邪气所侵犯。而且邪气侵入之后，在邪正斗争的过程中衰弱的正气往往无力抑制、祛除或消灭致病邪气，邪气常易滞留，聚结于老年人身上而致生疾病。因此，老年病的另一特点是易为邪气所侵犯、聚结而致病。

衰老是生理性的功能衰退，尚属正常生理现象；老年病则是在衰老的基础上发生的病变，邪气聚结于体内并引起原已衰退的生理活动发生病理改变，是老年病的最常见情况。因此老年病虽以正虚为本，但可因邪气致病而虚中有实，而出现本虚标实或虚实挟杂的病机特点。因而在老年病的治疗中，既要重视扶正，但切不可忽视祛邪，盖因邪正之间互相斗争，互为消长，邪气不除则正气为其所伤而更为衰弱。当然，祛邪应以不伤正气为原则，能够不伤正气，有时亦可运用祛邪而不必拘泥于扶正补益。

由于老年人体衰正虚，邪气易于侵犯，滞留体内而致病，而且致病之后病情常较青壮年复杂、严重、难愈，可对正气造成较大损伤，加快衰老过程。因此顺时调摄、避邪主病，是老年养生所着重强调的内容之一。

3. 中老年人应注意后天之本

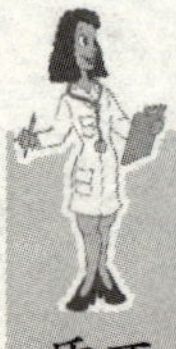

健康小贴士

中医认为老年人年纪大，器官衰退机能低下，生命能量物质不足，除了体态容颜变老、精力体力下降，有些人还要面临体弱多病的考验。生老病死已是不可抗拒的自然规律。

中医认为脾胃是延缓衰老的“后天之本”，就是因为脾胃能够为生命活动提供充足的能量物质，如果丧失脾胃功能，生命大厦就会失去支撑，生命之河就会成为无源的水。所谓“留得一分胃气，就有三分生机”，旨在说明脾胃对于人体生命的重要性。所以，老年人“老有所养”，就是要健脾养胃，补充生命的后天之本。这样才能气血生化有源、生命能量充足、机能旺盛，使生命之舟犹如船行于水上而富有生机与活力。其次，中医认为肾气肾精为生命的“先天之根”，人体的抗病防病功能源于此，如果肾气肾精不足，体内免疫物质的合成分泌就会减少，抗病防病能力就会下降，外邪就会乘虚而入，内邪就会乘机作乱，从而导致“外感”或“内邪”疾病的发生。所以，老年人“老有所养”，还要养肾填精，补充生命的先天之根。这样，才能使肝肾精气充足，抗病防病的生命之树常绿，正盛邪衰，健康常驻。

4. 中老年人要注意背部保暖

中医学认为，在人体的背部有许多重要穴位，寒冷刺激可经这些穴位影响人的肌肉和内脏功能。尤其是冬季，气候寒冷，而老年人多阳气衰弱，正气不足，对寒冷刺激的适应能力相对较差。因此，老年人要顺顺当当度过寒冬，保暖是十分必要的。

中医称背为阳中之阳，为督脉和足太阳膀胱经循行之处。督脉总督一身之阳经，足太阳膀胱经主一身之表。凡寒之邪侵袭人体，足太阳膀胱经首当其冲。若背部保暖不好，风寒之邪极易通过背部侵入人体，直达与背部腧穴相关的脏腑和组织器官，损伤阳气而使人致病，或使人旧病复发、加重。背部受凉除了能导致腰酸背痛外，还可影响上下肢肌肉、关节及内脏引起不适，甚至发病。对患有过敏性鼻炎、风湿病、慢性支气管炎、胃及十二指肠溃疡以及心血管疾病的老年人来说，暖背尤为重要。老年人冬季最好穿件紧身的毛背心，或羽绒坎肩、皮坎肩、棉坎肩，以确保平安过冬。

5. 冬天中老年人宜静多于动

我国传统中医养生理论认为，冬季是阴气盛极、万物收藏之季，人要懂得顺应自然的规律，在冬季应当注意保存阳气，养精蓄锐。

冬季起居，应该与太阳同步，早睡迟起，避寒就暖，才能不扰动人体内闭藏的阳气。老年人气血虚衰，冬季锻炼决不可提倡“闻鸡起舞”。老年人冬天坚持锻炼，一定要选择适宜的天气条件，遇到大风、大雾、雨雪、寒潮天气，不宜做户外活动。一般来说，在冬季冷高压影响下，早晨空气中往往滞留着没有向大气上层扩散的有害污染物质，在这样的空气中运动有害无益。老年人清晨应在室内稍做运动，待风和日暖之时再到户外晒晒太阳散散步，做一些缓慢柔和的活动。

冬令时节，老年人的情志贵在保持清静安泰的状况，外不使形体疲劳，内没有不稳定情绪侵扰。要做到这一点，就要根据自己的体质、爱好、需要，增加一些室内休闲活动，可在家中养鸟、养鱼、养花，用以赏心悦目；或练习书法、绘画、棋艺等。总之，要选择安静闲逸的娱乐休闲方式，参加任何一项活动，都要适度，有所节制，切莫过量过分。

6. 中老年人患病后康复较慢

中医认为老年人机体衰弱，生命活力低下，阴精阳气易损而难复，脏腑功能易衰而难旺；患病以后不仅病情难愈，而且病愈后阴精阳气亏损，脏腑经络功能失调。

老年病一旦生成，其康复通常都比较迟滞，因此应当加倍注意防治老年病。

一是应重视老年病的预防。中医认为，与其病后善服药，莫若病前善自防。通过积极主动的预防保健措施防止老年病的发生，远胜于病后再为其难以康复而费尽心机，这亦是中医历来重视老年养生保健的原因所在。

二是得病之后，要采取积极措施及早治疗。老年病是在精气亏损、脏腑虚衰的基础上发生的，迁延愈久，则正气虚损愈甚，病邪愈深，康复更为困难。及早积极治疗，可望病邪不致深入，减轻正气损伤程度，利于病后康复。

三是要树立战胜疾病的信心。只有正视疾病，以乐观的精神和坚强的毅力与之斗争，才能促进病后康复。

四是必须采取综合调治的措施促进老年病的康复。由于老年病发生于机体功能全面衰退的衰老期，病情比较复杂，因而康复迟缓、困难，故在疾病后期的康复过程中必须采取综合调治措施。如针灸治疗、饮食调养、精神调摄、起居护理、运动锻炼以至气功、按摩等，各种方法互相配合，并持之以恒，才能获效。

第七章

中医季节养生

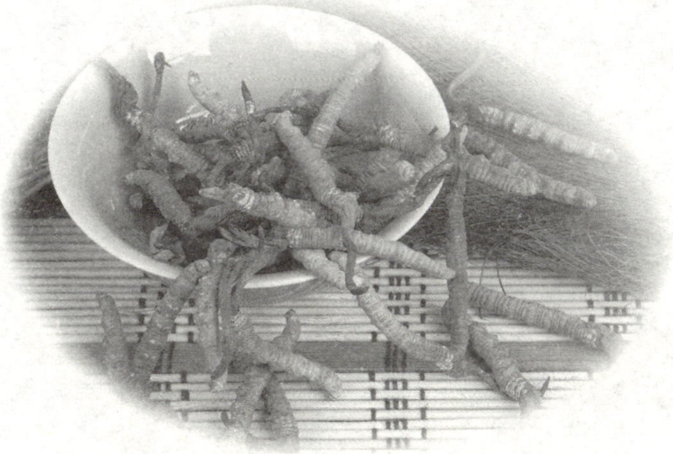

1. 四季养生

中医学认为，人类生活于自然环境中，自然气候的变化无时无刻不影响着人体。为了不至于在这复杂多变的气候中发生疾病，机体必然要采取相应的方法来适应。

春宜柔。春天是万物推陈出新的季节，自然界生机勃勃欣欣向荣。根据五行的属性归类和生克关系，肝木与春相映。春季万物生发，肝阳亦易上亢，人体容易出现头晕目眩、急躁易怒、血压升高等现象。故春季可早起至庭院散步，呼吸新鲜空气，放松形体；利用节假日到郊外游览湖光山色以悦神爽志，赏心怡情，使情志与春生之气相适应，以防出现心烦易怒等现象。此即所谓“以柔制刚”。

夏宜凉。夏季气候十分炎热。此时更宜调息静心，常如冰雪在心。谚语说“心静自然凉”，故于夏季心境比其他季节更应宁静。

秋宜润。秋天万物开始干枯，气候干燥，人之津液相应减少而口干咽燥，此时除适当增津养液外，心理上还应时常将“津液”二字记于心中，以润制燥。

冬宜温。冬季气候寒冷，地冻冰凌，要求心理上常有温暖之状，“犹如一盆炭火在身”，用温制冷。

2. 天气、气候与人体养生有关

中医经典《黄帝内经》中说："人生于地，悬命于天。"在人体与外界环境之间不断进行着的气体交换中，气象因素起着最重要的作用。气象因素的变动超出一定范围（如酷寒、阴湿、炎热、强烈的太阳辐射等）可出现平衡失调，引起许多疾病，如感冒、关节炎、神经炎、神经痛、肌肉痛、冻伤等。据统计表明，约有40%的死亡是在气象不正常情况下发生的。

天气变化可分为周期性变化和非周期性变化。周期性变化主要指昼夜的变化和一年四季的变化。每天的天气变化则属于非周期性的变化，造成植物神经功能出现紊乱，调节失控，身体内出现不平衡。研究表明，婴儿和老年人对气温的变化最为敏感。从婴儿到成年人，其体内温度调节系统的有效性增加了20倍左右。老年人在衰老过程中不能很好适应较大的温度变化。老年人还易患因冷热变化而引起的呼吸系统和血管系统的疾病。日本的一项关于气温与人体健康的研究表明，气温低于8℃时，死亡率最高；气温在8℃～33℃时死亡人数最少；气温超过33℃时死亡率又上升。

与气象有关的疾病以其发病状况可分为两类：一类是受气候影响的"季节病"，每年在固定的季节发病；另一类是受天气变化影响的"气象病"，在某种天气情况下发作或出现病情。从病因分析，这些"季节病"和"气象病"有的直接与气象因素有关，如中暑、冻伤，气象要素是引起疾病的物理原因；有的则是因气象要素的非特异性刺激作用所致，如哮喘、冠心病、关节炎等，气象要素只是诱因。又如在气压过低时，心脏病、精神病及其他慢性病易发作。某些传染病也与气象有关。如乙型脑炎通过蚊子传播，而蚊子的生长、发育则要受到气象条件的影响。

天人本相应，应病应知天。我国是一个四季天气变化鲜明的国家，为了避免或减少天气、气候激烈变化对人体的危害，就要留心天气和气候的变化，明白各种气象指数的涵义，避免气象的致病因素。要因“天”制宜，利用气象条件锻炼身体，提高机体的适应能力和耐受力，增加抗病能力。还要学会顺时养生，利用气象指数科学地生活，采取适时的应对之策，使人体与自然界保持平衡，健康长寿不得病。

3. 春季养生法

中医认为春天气候刚刚转暖，不要急忙把棉衣脱掉，以免遇上刮风下雨着凉而感冒；夏天，气候炎热，衣着宜少、宜凉爽舒适；长夏（农历六月）时期，天气闷热，阴雨连绵，空气潮湿，衣物容易返潮，穿着返潮的衣服则易发生感冒或诱发关节疾患，故应防之。初秋来临，气候刚刚变凉，也不要一下穿得太多，以免因气候回升又得脱掉，一穿一脱，反易受凉感冒；深秋时节，气候转寒，又应及时增加衣服，年老体弱者尤应注意。寒冬季节，保暖更为重要，皮靴、手套、口罩等应随时加上。

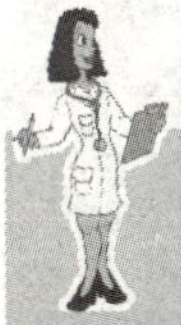

健康小贴士

中医认为要按四时气候来调节起居活动。春天宜晚睡早起，多多散步，无拘无束，以应生发之气；夏宜晚睡早起，以应长养之气；秋宜早睡早起，神志安静，以应收敛之气；冬宜早睡晚起，避寒就温，以应潜藏之气。

当今养生家却认为，春天应早一些起床，在庭院里散散步，呼吸新鲜空气，开展户外活动，如打太极拳或跑步等。夏季夜短，睡得较晚，故早上不宜起得过早；有条件者仍可坚持开展体育锻炼，如太极拳、健身操等。但运动量不宜过大，以免汗出较多，耗伤气津。游泳是夏天常见的健身方法，它不仅可提高身体素质，还可磨炼人的意志。秋冬季节，晚间较长，故均应做到早睡早起，起床后尽量坚持户外活动，如长跑、练功等，运动量可大一些；既可锻炼身体，又能抗御寒邪。冬季应注意耐寒锻炼，如坚持冷水洗脸、洗脚、擦身等，有益于健康。

4. 夏季养生法

凝心神。中医认为，盛夏养心，宜调神安，实为养心之首要。古人说："养心在凝神，神凝则气聚，气聚则形全。"所谓凝神，是指要保持精神上的安宁和清静。只有这样人的神气自然会心平气和，血脉流畅，促进身体健康。

节情志。中医认为，盛夏养心，宜节情志。所谓情志主要是指人的情绪，其内容包括喜、怒、忧、思、悲、恐、惊七情。情绪对人的影响极大，而对心的影响就更大，特别是在盛夏季节。心主管情志，在七情中，尤以怒、悲、恐等对心脏影响最大。在人们的日常生活中，因大怒、大悲、恐惧等原因，而诱发心脏病发作的人屡见不鲜。因此，中医学特别强调，夏季养心必须节制情绪，这对身体健康大有益处。

善运动。中医认为，心属火，盛夏亦属火。盛夏季节，心气火旺，养心宜善运动。通过运动，促使人体气血流畅、百脉俱通，毫无淤滞，心气充盛。现代医学研究已证明，适量运动，可以使人心肌得到锻炼，加大心脏的冠脉血流量，对于预防和改善冠心病，均有很大的帮助。

调饮食。夏季是一年中天气最热的季节，人的心气旺盛，汗出颇多，使人气阴易伤。因此，在这个季节里，不宜过食温和油腻之物。饮食宜吃清淡之物，如水果、蔬菜等食物，还宜饮用清暑和补气生津的饮料。

5. 夏季养生防内火

中医认为一防“外火”，即自然界炎热的气温。

二防“内火”，即人体阴阳失衡而出现的内热症。

心火：心火分虚实两种。虚火主要表现有低热、盗汗、心悸、失眠、健忘、口干、舌尖红等。有虚火的人可常喝莲子大米粥，或用生地、麦冬等泡茶饮。实火主要表现为反复口腔溃疡，也可用药或食物调理。

脏火：干咳无痰或痰少而黏，潮热盗汗、手足心热。有脏火者可用红枣、大米适量煮粥吃，或用沙参、麦冬泡茶喝。

胃火：胃火也分虚实。实火表现为多食善饥、上腹不适、口苦咽干、大便干硬。胃有实火可用栀子、淡竹叶泡茶喝。虚火表现为轻微咳、饮食量少、便秘、腹胀等，可吃些有滋阴作用的梨汁、甘蔗汁、蜂蜜等。

肝火：表现为血压高、头痛剧烈、头晕、耳鸣、眼干、口苦口臭、易怒、两肋胀痛、烦躁等。凡有“内火”者，除药物治疗外，应多饮水，以清内热降体温，并适量选择吃水果抗暑。

6. 秋季养生法

从秋季的气候特点来看，由热转凉，也就是中医说的“阳收阴长”的过渡阶段。对于我们每个人来说，在秋天要做好精神、饮食、睡眠、锻炼、防病等方面的“秋收”保养。

精神。《黄帝内经》里明确指出了秋天精神调养的具体原则是：“使志安宁，以缓秋刑；收敛神气，使秋气平；无外其气，使肺气清，此秋气之应，养收之道也。”意思是说，在秋天里，人们首先要保持精神上的安宁，只有这样才能减缓秋天肃杀之气对人体的影响，以达到养生的目的。

饮食。要贯彻《黄帝内经》提出的“秋冬养阴”的原则。如何保养体内的阴气呢？关键是要多吃一些滋阴润燥的食物，以防秋燥伤阴。同时还要遵照“少辛增酸”的饮食原则。中医认为，肺气太盛可损伤肝的功能，故在秋天适当“增酸”可防止肺气太过而伤肝。在秋季，不妨以生苡仁、生山药、柿霜（柿饼）同煮成粥，多食有补肺、健脾、养胃的保健疗效。

睡眠。对秋天的睡眠，在《黄帝内经》中也有明确提出：“早卧早起，与鸡俱兴。”意思是说秋天天气转凉，要早一点睡，以顺应阴精的收藏；又要早一些起床，以顺应阳气的舒长。

锻炼。秋季运动锻炼应顺应“秋收”的特点，即不要做运动量太大的运动，以防汗液流失，阳气伤耗。此时应多做减肥运动，通过腰部、腹部、呼吸运动来防止秋天脂肪在体内的积聚而出现肥胖的趋势。

防病。秋季是过敏性鼻炎、咽炎的高发季节，也是该症状表现最严重的季节。在秋季，这类人群应尽早服药，可预防发作或减轻症状。日常生活中，我们可取麦冬3克、甘草1.5克、金银花3克、乌梅3克开水泡，代茶饮。此外，气管炎、哮喘等患者，要重视饮食调养，应多吃萝卜，少吃鱼肉，以控制体内痰液的生成。同时还应注意不要过劳而损伤正气，造成抵抗力下降而容易感染疾病。

秋季预防便秘应重视饮食有节。一般来说，蔬菜、水果及粗粮，多能润肠通便，可适当选食；而辛辣干涩的食品，则多能加重便秘，则应少食。

从初秋开始人们的头发脱落会加剧，尤其是男士脱发较为常见。原因是秋天气候较为干燥，人们若调养不当，易伤肺气造成毛发不固。故金秋时节，保持足够的睡眠，少食油腻、辛辣等刺激食物。保持头发的清洁状态，将有利于生发、固发。

第八章

中医养生其他方法

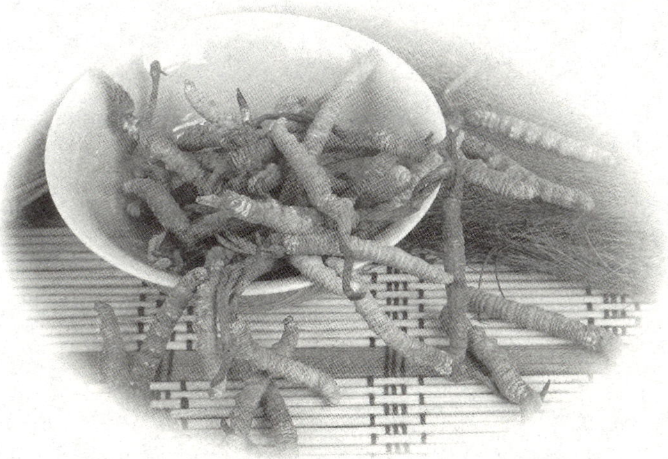

1. 调解好睡眠有利于养生

中医学起居保健法之一，是指通过睡眠以消除疲劳，调节阴阳，恢复精神的一种保健方法。人的1/3时间是在睡眠中度过的，充足良好的睡眠是保证身心健康的重要因素。人的身体周而复始地循环着，白天人处于活动状态，主要是能量的释放；夜晚人处于睡眠状态，主要是能量的获得，所以人们常说“睡眠是一种生理需要”。

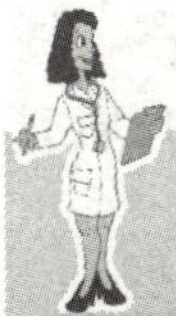

健康小贴士

睡眠是大脑运动的休整期，是身体能量的聚积期，合理的睡眠是健康身体的一个保证。

老年人睡眠时间存在着明显个体差异，但总以醒来全身舒适、疲劳消除、精力恢复为准，并根据季节进行有规律的调节：春夏迟睡早起，秋时早睡早起，冬日早睡迟起，并以午睡、闭目养神等弥补有效睡眠时间的不足。睡眠保健法的关键是防止失眠，促使人安然入睡。

睡眠姿势的选择。中医对睡眠的要求是卧如弓，即右侧卧势。这样的睡眠姿势，不压迫心脏部位，有利于心肺功能活动和肠胃的机械消化。对于睡眠的方向，春夏季头宜向东，秋冬季头宜向西。对于睡眠的时间成人每天不低于 8 小时，除应强调夜间睡眠外，还应坚持午睡。足够的睡眠时间和睡眠质量是睡眠保健的目的。

睡眠的日常禁忌。睡眠切忌蒙头。俗语说："睡觉不蒙首，活到九十九。"蒙头大睡，易使人呼吸困难，吸入不洁之浊气，有损健康。睡眠不可对灯，否则使人心神不安，不易入睡；卧处不可当风，以免风邪侵袭；床被不可过厚过热，否则易上火伤神；睡眠不可言谈，以宁神静气。总之睡眠最忌心神不定、意念不断。

睡眠环境的选择。睡眠中的大脑仍需大量氧气，而朝南或西南方向阳光充足，空气流通，晚上自然有着很好的舒适感。睡眠的空间宜小不宜大。在不影响使用的情况下，睡眠空间越小越使人感到亲切与安全，这是由于人们普遍存在着隐秘性心理的关系。床铺的宽度，单人床以 70 厘米以上为好。宽度过窄，不易使人入睡。睡床以一边床头靠墙，两侧留出通道为好。这不仅有利于下床、上床，且使人有宽敞感，显得空气流通些。被褥要柔软、轻松、保暖、干燥与清洁。睡衣宜宽大，床单枕套、蚊帐等常洗晒。保持卧室、卧具的清洁，床下不堆积杂物，以免藏污纳垢，招致蚊虫鼠蚤的繁殖与滋生，干扰睡眠。

2. 对"独睡"的认识

中医认为，独睡不等于绝欲，只是作为节欲保精的一项主要措施。正如孙真人所说的"秋冬固阳事，独卧是守真"。显然，他讲的独卧，并不是绝欲，而是要节欲。当然，对这一独睡传统养生学说，与现代一般性科学知识似乎有些不合拍。这并不奇怪，因为人的体质和观念千差万别，只要适合自己的生理条件和人生信念，自寻其适，自找其法，就会取得理想的效果，不必苛求一法，可自选而为之。

但应当指出，历史的经验值得注意，终日寻花问柳、耗尽元精的人，没有一个是长寿的。从秦始皇到清王朝，历代皇帝的平均寿命只有三十多岁，有的年龄更小，还有在少年时期就命赴黄泉的。什么原因？从权位、财富、生活条件看，都是“惟我独尊”，普通老百姓是难以比拟的，就是由于“三宫六院七十二妃”酒醉色迷的宫廷生活，耗尽了生命之源，“精尽则死”。而在几位少有的高寿皇帝中，梁武帝、宋高宗、乾隆帝都是懂得养生而健康长寿的。梁武帝活了85岁，就是独睡节欲30年，使保精长寿取得了良好效果。从现实生活中看，那些腰缠万贯、高官厚禄、终日寻花问柳的人，那些抛结发、娶小蜜、包二奶、寻三陪小姐的人，一天天损神耗精，哪一个能健康长寿呢？所以古人对好色者曾有诗诫曰：“昨日流莺今日蝉，起来又是夕阳天，六龙飞辔长相窘，何忍乘危自着鞭。”有人便讽刺嘲笑说：阎王爷还没有召唤呢，为什么却自动前去报到呢？

3. 中医学的性养生观

中医学认为，天地间万事万物均以阴阳分类，并由阴阳而生。如《素问·至真要大论》中指出：“阴阳者，血气之男女也……万物之能始”。男以气为本，属阳；女以血为本，属阴。男女交合始能如天地交汇繁衍万物一样，乃有子女后代的孕育。由于男女有别，故反映在生理上，亦有性征和生殖发育的差异。如《素问·上古天真论》谈道：男性 8 岁时开始形体和性的发育；16 岁时可有遗精，如男女交合则可能受精生育；23 岁骨坚体壮，肌肉结实；56 岁后，筋骨活动渐欠灵活，有的有阳痿，精液亦减少。女性的性发育，7 岁已开始，14 岁时可出现初经，以后并按月来潮，婚后能受孕生育；16 岁正是青春焕发之年；49 岁后因脉气血渐衰，可绝经，形体衰老而难再孕育。这已明确指出，男性性发育迟于女性 1 岁，性成熟年龄男性约迟于女性 2 岁；在性生理功能及生殖能力衰减上，男性较女性可迟 6～7 年。这些性生理的认识，应该说是男女性发育、强壮、衰退的一般规律。

性与生命同在。性与生命同在，但性与生命一样有生长衰老的一般规律，还有其特殊情况。如有些人老而生子，这是因其“肾气充足”之故；但大多数是男性不过64 岁，女性不过49 岁。当然100 岁以上仍有孕育能力的，这是因为他们善于养生、防病健体，故高寿之年仍具生殖能力。这说明性功能的正常可以伴随人的一生，但以正常保养为必要条件。

性养生是健康长寿的基础。中医学认为，生活中若醉酒滥行房事，可使精气衰竭、真元耗损、形体气血虚弱。如果不能控制自己的淫欲，纵情以求过度的性快感，常损寿折命，不到 50 岁就会年老体衰。但如果能寡欲淳朴，可达到“嗜欲不能劳其目，淫邪不能惑其心……所以能百岁而动作不衰者。”古代医学家进一步提醒人们，在性养生方面，如能做到有益于健康的房事，去除不利于身心卫生的房事，则阴阳气血调和而长寿。如不能做到这些，则会过早衰亡。愚昧纵欲的人对此认识不足而常早衰；聪明寡欲的人因遵此养生而常长寿，且身体健康，青春久驻。所以，善养生的人不做不能做的事，常满足于清静寡欲和心旷神怡的乐趣，故多能防病延年。思虑忧郁可伤心，醉酒纵欲、汗出伤风可损脾，性事太过、出汗入浴则可耗伤肾气。故善养生者宜远色欲、乐恬淡、节房事。这些皆是房事养生经验的总结。

中医学性养生的关键在于顺应自然。中医学性养生的关键在于顺应自然，这也是中医学性养生的主要观点之一。

中医学认为，男女外生殖器，总聚全身的筋络，“宗筋所会”。性养生只有顺应自然，顺应四时，才不会导致性早衰的到来。如春夏时阳气多、阴气少，秋冬时阳气少、阴气多，故夫妇性生活一般在春夏二季可适当多些，秋冬则宜减免以顺应自然的变化。这些认识可以说与现代医学观点是相符合的。所以“人法自然”的天人相应理论有着深刻的道理。

性养生是人类养生的重要组成部分。中医房室养生学是中医学的重要组成部分。汉代马王堆出土的《五十二病方》，可以说是中医房室养生学的代表著作，标志着中医房室养生学的形成。在房室养生著作中，有许多中医性养生的方式方法，古代医学中的房中术是对中医房室养生学的重大贡献。况且，房室养生学的很多，内容比现代性治疗学早两千多年，而且不少内容仍需现代人认真发掘和整理。中医学对房室养生的认识，对于现代预防房室疾病，保证身心健康有极为重要的作用。

4. 节欲保精可养生

精是生命的根本，既养脏腑形神，又直接化生肾气主持生命体的生长壮老及生殖功能，还是男女生殖繁衍后代的物质基础，因此历代养生家视之为人身“三宝”之一，并着重强调保养肾精对于预防衰老的作用。人身之精禀自先天而充养于后天，藏于肾而为生殖之本，宜充盛而不宜衰少，宜固秘而不宜妄泄。由于房事性交过程中的排精被认为是对肾精的直接耗损，且在实际生活中亦观察到过度纵欲耗精者易早衰，故古代医家多主张节制性欲以保养肾精肾气，认为欲念妄动会使肾精耗泄而不利其固秘保藏。适宜有度的性生活不致耗伤肾精，但过度纵欲则可致肾精枯竭而早衰折寿。特别是老年人肾气已衰，肾精已亏，更应注意节欲保精以防衰老的加速。而对于妇女来说，过多过密的胎孕产育亦会耗伤肾中精气而致早衰，因此有计划地节制生育亦是保健防衰老的重要措施。

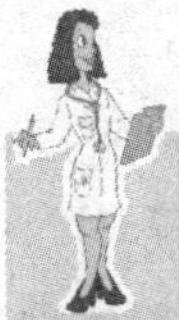

健康小贴士

前人有“精难成而易耗”之说，不单色欲过度会耗精，气血津液的耗伤以及过度劳神亦会导致阴精的亏损。而先天之精更需靠后天水谷化生补充，故重视饮食调养，保持气血旺盛，则可使脏腑后天之精充沛而源源不断归养肾精。总之，采取各种综合调摄措施，强本节用，资其化源，防其耗损，是为保精之要道。

5. 养生论“房中术七损”

一损：“绝气”。绝气就是人身体不健康或有病态时体弱无力，此时行房事会损害身体。

二损：“溢精”。指在毫无准备的情况下，饮酒后风风火火地匆忙行房事，有时会中途射精等，造成身体损害，甚至生病，不利健康。

三损：“夺脉”。指男性阴茎尚未勃起，勉强行房事、外泄等，对健康有害。

四损："气泄"。指精气向体外泄漏。男性身体在极度疲劳情况下，全身大汗，行房事对身体有害。

五损："机关"。机关意思是厥伤。也就是指身体虚弱，或有慢性内脏疾病的身体尚未恢复时勉强做性生活，会大量消耗体力，使身体受损。

六损："百闭"。是指脉搏闭塞的意思。如果女方欲望强烈不可自制时，男性无法满足女性过度的性需要，而且精气衰弱，即使想射精但因为精气枯竭而造成无法射精，会并发多病，损坏健康。

七损："血损"。从事重体力劳动后或者长距离行走造成极度疲劳，此时行房事会造成精泄血损失精气；有时会出现精液中带血现象，损伤身体。

6. 唾液可养生

中医养生学对唾液极为重视，称唾液为玉泉、甘露、华池之水。

唾液中含有淀粉酶、黏蛋白、溶菌酶、免疫球蛋白等多种物质。唾液不仅能湿润和稀释食物，有助于胃的消化吸收，还能杀灭进入口腔内的细菌。更值得一提的是，唾液还有防癌作用。

早在《黄帝内经》中即有"饵舌下津令无数"的记载。具体做法：每日清晨醒来，起身端坐，凝神息虑，舌舐上腭，待口内充满津液，缓缓咽下，以意会送到脐下丹田。亦可每日早晚两次，闭口合牙，用腮和舌做漱口动作几十次，使口中多生津液，待满口时徐徐咽下。

中医认为，津属阳，主表；液属阴，亦称阴液。津液与血、汗、小便、泪、涕、唾等都有密切关系。津液在经脉（经络、脉管）内，即为血液，故有“津血同源”之说。津液可转变为汗，可转变为小便，也可转变为唾液或泪液。如悲伤时嚎啕大哭之后，便会感觉口干舌燥，此时就会令津液大伤。

津液变为汗或变为小便，与机体状态和气候变化有关。如天气炎热，出汗多，则津液少，小便亦少；寒冷季节，出汗少，津液损失少，小便相应就增加。如在冬季，人们出汗较少，小便次数就相对增多，尤其夜尿次数也会频繁。

津液亏耗过多，便会致使气血两损；气血亏损，同样也可致使津液不足。津液的增多与减少，能直接影响体内的阴阳平衡，疾病也会由此而生。所以中医自古就有“保津即保血，养血即可生津”之养生之说。

津液不足即会出现口干口渴、咽喉干燥等症状，而这些都是由于伤了津液所出现的现象。即使不在炎热的夏季，出汗过多，也很容易出现上述现象。

津液的存亡，与养生保健直接相关。前人曾留下名句：“保胃气，存津液”，“留得一分津液，便有一分生机”。将津液与胃气、生机同等看待，可见津液养生的重要性。

7. 养生要讲平衡

中医认为生命现象，历来说法各异，各有其理，也有偏颇。“生命在于运动”，从文字意义上讲，宇宙万物都在运动之中，人的生命亦然。“生命在于静止”，也有其理。这里说说“生命在于平衡”。

环境平衡。一切健康长寿的生命，必须与环境保持平衡。要保护适宜人类生活的大环境，创造适宜人们生活的小环境。人与环境失衡，便会生病，甚至不能生存。

心理平衡。中医指出“喜、怒、忧、思、悲、恐、惊”，七情太过，均于健康不利。健康的身体寓于健康的精神。精神状态不良，能使中枢神经传导受阻，体内各器官生理功能失常，加速衰老。故《内经》有“恬淡虚无，真气从之，精神内守，病安从来”之说，强调人要胸怀坦荡，不因得失而或喜或忧，这样人的“真气”才能保养，疾病也就不会发生了。“心病”最损害人。开朗从容、乐观温和是心理健康的重要标志。

睡眠平衡。俗言：“抠成的疮，睡成的病。”睡眠过长，身体各机能呆滞，久之必致病；睡眠不足，则精神耗竭无以复养而致痼疾。

饮食平衡。中医说，“膏粱体质之人，病多不治”。现代医学证明，进食太多，引起肥胖促早衰。胖人比中等营养状况的人平均少活10～12年。超过正常体重，每公斤会使寿命短8个月。前苏联长寿者学会指出：如饮食合理平衡，可延长寿命8年左右。另外，偏食、挑食造成营养不全，会破坏正常新陈代谢。

阴阳平衡。中医学把人体各方面归总为阴阳两大类，如表为阳，里为阴；热为阳，寒为阴；气为阳，血为阴，等等。“阴阳平衡，此乃平人”。阴阳调和，才能相生相长，健康长寿。还要说明一点，即男女阴阳要谐和，互调适度。《古今医统大全》说：“阴阳之精液为宝，谨而守之。”纵欲者无疑会短命。但长期性生活不能满足而积郁者亦不能长寿。故健康的性心理也十分重要。

动静平衡。《内经》上说：“久卧伤气”，“久坐伤肉”……要保持健康，必须做到有张有弛，劳逸结合，动静平衡。

8. 生活有规律有利于养生

中医学认为人的寿夭与起居的合理安排有着密切的关系。《素问》说："食欲有节，起居有常，不妄作劳，故能形与神俱，而尽终其天年，度百岁乃去……"指出除了饮食有节制外，起居亦要有常，才能健康长寿。《素问》还提出起居安排要适应阴阳四季（时）的变化："阴阳四时者，万物之终始也，死生之本也，逆之则灾害生，从之则苛疾不起。"要做到"春夏养阳，秋冬养阴"。《素问》还根据四时阴阳的变化，提出了"春三月，夜卧早起，广步于庭……夏三月，早卧早起，无厌于日……秋三月，早卧早起，与鸡俱兴……冬三月，早卧晚起，必待日光……"等顺应自然的养生方法。

历代养生家和医学家都十分注意起居的调摄，并把它作为调养神气、健身益寿的重要法则。起居虽为生活之细小，但影响中老年人健康长寿。

中医学认为，自然界春夏秋冬一年四季乃至一日之内，都存在阴阳盛衰的变化，人生活在自然界中无时无刻不受这种变化的影响，人的起居只有顺应四时、一日之内的这种变化，才能保证无病或少生病。科学安排生活方式，有规律和良好的生活方式，有利于身心健康。老年人在作息上必须顺应四时的变化，以适应春生、夏长、秋收、冬藏的规律。在具体做法上，春季应早睡晚起，夏季应夜卧早起，秋季应早睡早起，冬季应早卧晚起，一天之内，起居亦顺应自然的变化。中医认为阳气以中午为最盛，到傍晚阳气已衰，人要赶快顺应这种变化。具体做法为：早晨按时起床，不起得过早，也不起得过晚。一般来说锻炼不要放在晚上。从长寿老人情况来看，绝大多数都是起居有一定的规律，按时即起，不睡懒觉，百岁老人都保持着一种简朴、稳定和有规律的生活方式，他们有着良好的生活习惯，早起早睡、讲卫生、注意劳逸结合，饮食起居、劳动、休息都保持着一定的节奏。

9. 静坐养神

中医认为神宜静，而不宜躁。清静一般是指精神情志保持淡泊宁静的状态。神气清净而无杂念，可达到真气内存、心神平安的目的。

养神的方法很多，但人到45岁以后各种组织器官开始老化，尤其是老年人身体已处于衰老阶段，生理生化功能均已下降，一般不适宜练站功或强壮功，适合练坐式、静式、放松功或内养功。

静坐的方法很简单，每天抽出些时间，衣带宽松，盘起两腿，两手仰掌，头颈正直，以自然安稳为好。其后，调整呼吸，心系一处。如果浑身这样还是麻烦，也可以不讲究任何方法，按照自己的心意而行。

静坐养心的道理是，它能减少体内能量的消耗，使人的生物钟走得慢，因此延长了人的生命。

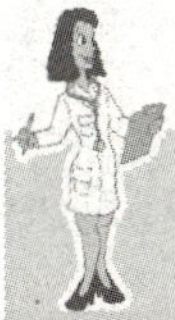

健康小贴士

中医认为“精、气、神”是人身之三宝，是维持人体生活活动、决定人体盛衰的重要物质。尤其是神，它是人体生命的主宰。养生首先要养神。

生理学家研究证实，人在入静后，生命活动中枢的大脑又回复到人的儿童时代的大脑电波状态，也就是人的衰老指标得到了“逆转”。

10. 提高元气有利于养生

中医认为元气是生命力的体现，是人体生理功能强弱的总概括。充实元气，保证元气的正常运行，实质就是提高人体各种生理功能的旺盛协调，从而增强体质，增强生命力。中医认为，造成人体早夭的根本因素在于气耗损，亦即人之真气，“乃先身生之精”。此气“非胃气不能滋之”；元气之充足，皆由脾胃之气无所伤而后能滋养元气。若胃气之本弱，则脾胃元气即伤，而元气亦不能充”。由此可见，元气的盛衰取决于脾胃的强弱，如《灵枢·刺节真邪篇》说：“真气者所受于天，与谷气并而充身者也”。可见真气实为行先天的原气，后天吸入的清气，食入的水谷之气。先天元气非后天水谷与清水滋补不能健壮，后天之气亦需先天元气激发脏腑功能才能化生，两者相辅相成，综合为具有生命力的细微物质，称作真气。故有气“根柢于先天，而长养于后天”之说。养生家所说的呼吸精气，注意饮食，摄精固本，不妄作劳梦，是从根本上护卫真气的方法。人适应四时气候季节的变化，其实就是协调人与自然环境中光照、温度、湿度、各种射线以及起居、衣着、作息、情志的调整，提高人的抗病能力，不受外邪六淫的侵袭。

中医认为人生之元气是生命存在的根本。因此，欲得健康长寿，不是靠药物的补助，而是要保养人体的真元之气。而气是被“神”驾驭的，神不守舍，则气不留形，因而要养气必须守神。而神藏于心，心不静，则神不守。因此要守神，则必须静心。

健康长寿之道不必到远处去寻找，它就在人的身体之中。人体生命的本质不是虚幻不实的，它是和人体的元气紧密结合在一起的。它若归入人体的真元之海，那么，人的寿命就无穷了。然而气是受神驾驭的，神又受心的状态制约。若心中有存想之物则神不清，这样就会耗散真精，损伤筋骨。因此，静心、守神、保精、养气，则“不须药物自长生”了。这种方法是容易理解的，但是其中的诀窍却难掌握。纵然掌握了这种诀窍，不能专心持行，“所以千人万人学，毕竟终无一个成”。如果掌握了“神若出兮便收来，神返身中气自回”这个规律，早早晚晚，坚持不断地修炼，那么健康长寿的体质自然就从你自身的灵元之气中得到了。

11. 延缓衰老要有的放矢

中医学认为延缓衰老的措施应当针对其因素和相关脏器进行调养，有的放矢。其具体措施为：

固本扶元，延缓内脏衰老。由于五脏的衰老而导致外在组织器官以及思维活动的退化，呈现出种种衰老现象。其中尤以肾和脾为关键，若肾、脾的功能不衰，则其余诸脏亦能保持功能的正常，因而提出了“固本扶元”的原则。固本之“本”，即固先天、后天之本，而其具体固本的方法应根据实际情况而调补之。即虚者补之，阴阳失衡者则调之。

延缓衰老的方、药。目前，养生保健方不下数千。其分类的名称除直接用补脾、补肾方外，还有健脑益智、提神醒脑、强力轻身、聪耳明目、乌发固齿、轻身延年等。究其实质，仍不离补肾、健脾两大类。至于单味药物，现在研究公认并实验证明有延缓衰老功效的是：人参、何首乌、鹿茸、阿胶、黄精、黄芭、枸杞子、白茯苓、灵芝、菖蒲、杜仲、菟丝子、天冬、生地、熟地等。这些药物多有补肾、补脾的功效。从方剂来说，具有延年益寿的方剂已有384个，其中补肾方占62.7%，脾肾双补方占18.8%。延缓衰老的著名方剂，有曾作宫廷秘方的如仙丸、龟灵集；常用的丸剂如左归丸、右归丸等；现在还有人把过去一直认为消导、泻下、解毒的药物如大黄、山楂、葛根、决明子、泽泻等也列入其中。

增加营养。食养的主要功用是对脏腑增加营养物质，有利于脏器正常功能的延长。现代营养学家提出平衡膳食的观点，认为只有这样才能吸取多种营养素。但营养的消化吸收，必须以脾胃功能的正常为前提。

运动按摩。如太极、八段锦、养生十六宜等，其中有不少动作都是有利脾、利肾的。

灸法健身。灸气海、关元、命门、中脘、足三里、三阴交、肾俞等穴位，都有补元气和强壮脾（胃）、肾的功能。尤其是足三里，更为古今中外医家所推崇，日本人把足三里称为“强壮穴”、“长寿穴”。

以上诸法，若能综合应用，并坚持不懈，持之以恒，对推迟内脏的衰退不无裨益。

此外，还应戒除不良嗜好，改掉不良生活习惯，防止对内脏的损害。在致衰老的外因中，包括经常酗酒、房事过度、用脑或思虑过度、生活无规律，还有吸烟、不良的饮食习惯，如暴饮暴食、偏食等，都可引发多种疾病，造成早衰。

延缓衰老，要从多方面着手，凡对延缓衰老有利的必须综合应用，不利的则努力摒弃，如此趋利避害则延缓衰老的目的就可能达到。

12. 排毒的八种方法

中医认为排毒养颜美容是健体强身的有效方法。洗肠、断食作为排毒形式都曾经风行一时。但是，洗肠的方法是不可取的，长时间反复刺激还会使肠管麻痹，最终导致一些人为因素疾病。断食排毒法也要因人而异。如果是超负荷工作者，到该吃饭的时候不吃，身体会出现乏力、眩晕、低血糖症状，对健康会有影响。

中医有八法排毒之说，也是中医治病的八个基本方法，它排除的不光是毒素，也可以理解为是化解疾病。具体方法是：

（1）汗法：用出汗的方式排除毒素。通过运动、或者服用排解寒邪的药汤通过发汗排毒。

（2）吐法：就是呕吐。有时胃里有炎症无法泄下的时候只有靠呕吐排毒。如果误食了药物或者有毒食品，可以把食盐放入温开水中饮用帮助呕吐。

（3）下法：胃肠道里有一些食物或毒素可用下法，包括急性肠炎，都可以用下法以泄制泄。

（4）和法：感冒的时候，疾病在半表半里，出现口苦、咽干、目眩等寒热症状。此时用的就是和法，代表方子是小柴胡汤。

（5）温法：主要用于脾胃、胃肠虚寒。用暖水袋或者饮用热水等物理方法，或者服一些可以暖胃的药物来进行治疗的方法。

（6）清法：就是清热解毒。病人出现发热高烧、口干舌燥、咽喉肿痛，身体疼痛时，用清法。代表方子是黄连解毒汤。

（7）消法：人吃东西多了，胃里消化不了或者身体出现浮肿，就得用消导制剂，比如山楂丸，帮助消除食物。

（8）补法：病人气血虚弱，出现手脚麻木或者身体本身虚弱、消瘦、乏力，就得用补法，比如服用参汤。但是很多补法不能乱用，要看身体的虚实。凡是补药大都是温热的，乱服补药的结果是失去阴阳平衡，导致新的疾病。现代人喜欢吃复合维生素丸，吃之前一定要先确定自己缺什么，无论中西医，对症下药才是解决问题的最好方法。

13. 养生注意重点

（1）名利不去为一难，喜思不除为二难，声色不去为三难，滋味不绝为四难，神虑精散为五难。

（2）中医认为："物壮则老"，人若妄自逞强，必然做出不合于"道"的事，招至过早衰老夭亡。所以要有化刚强为柔弱的原则，要冲和守柔。

（3）中医认为不要为七情（喜、怒、忧、思、悲、恐、惊）所分。

（4）中医认为不要为名利所惑。名利观念人皆有之，但不能过火，不能为名利所迷惑。

（5）中医认为健康之道在于和。"和"即协调和谐、平衡、融洽之谓也。一曰与社会和；二曰与自然和；三曰体内和，就是保持五脏六腑和。按中医说法，即气血和、阴阳和、五行和。七情六欲失度，是破坏体内和的重要因素。

（6）善于养生的人主要在于养内，就是让五脏平安谐和，三焦守位，饮食适当，尘世的驳杂事情不要涉及，这样就可以长寿。

14. 养生要顺应自然

中医养生之道倡导养心养神，除了告诫人们要清心静志、乐观豁达之外，还强调要“四气调神”，即顺应四时气候的变化，调摄精神活动，春使志生，夏使志长，秋使志收，冬使志藏，以达到人与自然的协调。

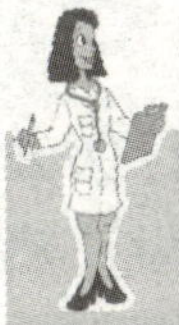

健康小贴士

祖国医学认为，在一日之内，“朝则为春，日中为夏，日入为秋，夜半为冬”。因此，中医养生之道倡导人们起居有常，劳逸结合，日出而作，日落而息，以顺应时辰的阴阳消长变化和人体本身“生物钟”的自然节律。

中医养生之道认为，肾藏精，乃元阴元阳之府，为先天之本。精而不可过度耗泄，应当注意节制房事，颐养肾精。夏季气候炎热，人体腠理疏松而精气易于外泄，若房事频繁则更加损伤精气；冬季气候寒冷，人体腠理致密，而宜使阳气潜藏，阴精内守，若房事不节则耗阴或伤阳。所以，在冬夏阴阳偏盛的季节，尤其要节欲固精。

中医养生之道反对过进肥甘、恣食生冷之外，还强调“食能以时，身必无灾”。其一，告诫人们日常只有按时节量地进食，才能适应人体的生理需要；其二，告诫人们根据不同季节的气候特点来考虑饮食的宜忌，很有必要。在阳气生发的春季，应常吃一些清淡甘凉的水果、蔬菜以免积热在里。在阳气隆盛的夏季，常遇暑湿，人体汗出较多，应常吃一些利湿消暑、养阴益气之品。在阳气收敛的秋季，气候凉爽干燥，宜多吃一些生津养液的食物。在阳气潜藏的冬季，则宜酌温补。

此外，中医养生之道又十分注重“胎教”，认为人的身体素质亦取决于先天的禀赋。

15. 经常洗漱有利养生

中医学保健法之一，即通过洗浴、漱口、刷牙等方式进行保健防病。民谚中有“冷水洗脸，美容保健；温水刷牙，健牙固齿；热水泡脚，胜吃补药，若要身体好，经常要洗澡”的说法。经常坚持洗浴洁身，可清除污垢、疏通气血，促进机体的新陈代谢，是卫生保健、防病却病的重要方法。在洗浴保健中，除提倡经常洗脸、洗手、刷牙，尤要重视洗足保健。

冷水洗脸。中医认为面部皮肤由于受冷空气刺激，毛细血管呈收缩状态，而用冷水洗脸，则可有效地改善面部血液循环，增强皮肤弹性和机体御寒能力，预防感冒等。用热水洗脸，会感觉暖和舒适，但是，一旦热量散去，毛细血管又会恢复原状，这样一张一缩，易使人面部皮肤产生皱纹。

温水刷牙。中医认为刷牙会使齿缝内的细菌和食物残渣得以清除，达到护牙洁齿、减少疾病之目的。日本医学专家对牙齿生态的调研显示，刷牙的水温要在35～36℃最为适宜，水温过热或过冷都会刺激牙齿和牙龈，引起牙髓出血和痉挛，甚至会导致牙周炎、牙龈炎及口腔溃疡等病症。

热水泡脚。中医认为脚部受凉会引起鼻咽活动减缓而导致防病能力下降。用热水洗脚，尤其在睡前用70℃热水泡脚，可舒筋活络、活血化淤，促进全身气血运行和新陈代谢。若在泡脚的同时，再对足心穴位进行自我按摩，还有消除疲劳、有助睡眠、祛病强身之功效。还可通过对足部经络穴位的热敷，解除全身疲劳快速促进入睡。热水泡脚对中老年人的便秘也有一定的辅助治疗作用。

温水沐浴。中医认为温水沐浴不仅可洁身除垢，而且可疏通气血、促进机体新陈代谢、防病祛疾。一般沐浴30分钟左右为宜，水温取39～50℃左右。对于洗浴的注意事项，孙思邈提出“勿当风，勿湿”，“不得大热，亦不得大冷”等。温水沐浴对中老年人确实是很好的保健方法，有许多患有慢性疾病的中老年人就是由于经常用温水沐浴法，摆脱了疾病的困扰。

冷水沐浴。中医认为用冷水沐浴全身、洗冷水澡，通过冷水对皮肤的刺激产生一系列适应反应，增强皮肤对寒冷的耐受力，增强血管弹性，使血压下降，心率变慢，对神经衰弱、消化道疾病等有一定的防治作用。应用此法应逐渐降低水温，逐渐延长时间，以不出现冷战、口唇青紫为度。妇女经期及心脏等病者，冷水沐浴时间不能过长。疾病刚愈不可冷水洗浴，盛暑大热不可冷水频浴。

桑拿洗浴。中医认为桑拿洗浴是指将水加热产生热蒸气进行沐浴，达到保健防病的一种方法。如外感风寒，可蒸浴全身，以发汗解表；腰腿肩背风湿痹痛，蒸浴全身，可温通气血、舒筋活络、通痹止痛。还可预防感冒、调节免疫机能、改善血液循环、防治气血淤阻。此种保健方法目前在广大的城乡广为流传，长期坚持对中老年人保健大有益处。总之，沐浴洗漱虽为生活中之琐事，但其保健之理深刻，须身体力行，才能受益无穷。但有高血压、心脏病及其他的严重疾病的患者则不宜实行。

16. 劳而有节方能养生

近年来，我国一些学者专家，正当个人处于事业巅峰状态的时候，却因长期积劳成疾溘然长逝。他们的早逝有发人深省的历史和现实原因，但从中医学观点来看，这是积劳损害健康的必然结果，也为每一个忙忙碌碌而又不爱惜身体的中年人敲响了警钟。历史上也曾不断出现过英年早逝现象。人们对足智多谋的诸葛亮壮志未酬而过早仙逝叹惋。史书记载，诸葛亮早年在隆中“躬耕陇亩”，“容颜甚伟”，可见那时他身体健康状况颇佳。自刘备三顾茅庐后，他就决心鞠躬尽瘁，死而后已，为刘备打江山。在三国争雄的斗争中，他殚精竭虑，奋力拼搏，于自己的健康而不顾，常“寝不安席（即睡眠少），食不甘味（缺乏食欲）。”在紧张的军旅生涯中，有时吃饭都成了问题，常“并日而食”。加之与司马懿对垒时期，对方有意避免决战，耗其精力，想使其“粮尽势穷，忧患呕血”。而诸葛亮又是一个只动脑不习武健身的军师，终于在50多岁时因操劳过度，难承忧病而未捷先死。

17. 养生要牢记“五忌”

中医五忌是古代劳动人民健康长寿的经验总结，早在《黄帝内经》中就有了明确的记载，千百年来一直指导着人们的保健实践。

生活中只有做到趋利避害，才能达到健康长寿的境地，有“五忌”如下。

（1）忌久视伤血。属神劳太过的一种形式。在日常的生活中，不少人以为看书学习会费神脑。其实人们适当地看些有益的书报、电视以及观光景物等，可使精神愉快，心情舒畅，脾胃健运。但是过度用脑，如长时间的阅读、写字、看电视会导致视力疲劳，更重要的是会伤血耗气，产生头晕目眩等症，造成心劳。故老年人看报、看电视不宜过久，一般一小时左右就应休息片刻，或走动或眺望远方，以减少眼睛的疲劳损伤。

（2）忌久坐伤肉。属形劳太过的一种形式。人的形体过胖或过瘦都不利于健康，适当地静坐休息能改善这种状况，可使心境平和，减少思虑，调节神经功能，疏通经络，润泽肌肤，增进健康。但是，人到老年由于肢体行动不便，愿意久坐。坐虽然是缓解疲劳的一种方法，但久坐容易使肌肉萎缩，因此，老年人应适当多走路、勤活动，安步当车。这样才能改善血液循环，加强肌肉锻炼，使自己胖瘦适宜，达到自我防病、保健及延年的目的。

（3）忌久立伤骨。属形劳太过的一种形式。适当的站立姿势能使肌肉产生缩张运动，可以增强吸收功能，促进躯体内的新陈代谢，相应地疏通经络，调剂平衡，对人体骨骼关节的生长发育有益，还可以使气血流通，降低血压。有资料表明，70～80岁的老人几乎都患有老年性骨质疏松，如果长时间站着不动，骨骼的弹性与韧性就会减弱，脆性变大，一旦受到外力的冲击就使部分组织和细胞的营养失调，出现气滞血凝，导致某些骨骼关节发育畸形或活动障碍。因此，长久站立不利于老人健康。

（4）忌久行伤筋。属形劳太过的一种形式。适当的走动或散步，可以使全身关节筋骨得到适度的运动，经常散步对身体的各个系统及新陈代谢都有良好的促进作用，提高机能的抗病能力。散步时血液循环加快，大脑供血量增加，思维的效果也较好。但是，人到老年，长时间远距离的奔走或跑步，就容易使肢体，特别是下肢关节周围的韧带等肌腱组织受到扭伤或劳损，而招致疾病。因此，行走散步时要适度，注意使全身放松，调匀呼吸，脚步均匀，“行不宜急”方能“气血畅通，百脉流通，内外协调”，健康持久。

（5）忌久卧伤气。属安逸太过的一种形式。传统医学注重人体的“精、气、神”。“气”是维持人体生命延续的能源。因此，养气将有助于延寿，提高生命的质量，适当地静卧休息或睡眠可使肢体筋骨五官九窍之气以及内在脏腑之气充盈。但是，人们经常躺着休息或睡眠，过于安逸，不进行肢体活动锻炼，不仅肢体筋骨五官九窍之气会渐趋衰弱，而且还可以累及内在各脏腑之气，出现身体懒散、萎靡不振，日久健康状况就会发生很大变化。当然，老年人精力不济，适当增加休息时间和次数是应该的，适可而止的睡眠对老人颇有益处，然而一味多睡或卧床不起，则会导致身体软弱。因此，要顺应四时的规律，这样才能使头脑五官九窍之气和肢体筋骨之气恢复充盈。

18. 养生“八法”

（1）睡眠法。中医对睡眠是很讲究的：一是夫妻同睡，这是保证夫妻相亲相爱不可忽视的重要因素；二是裸睡，裸睡不但有益于健康，而且可以减少疾病，改善疾病症状；三是早睡早起，这是防止疾病产生的重要方法。

（2）静坐法。中医推崇“静坐”。以此养生者，不乏其人。

静坐之所以有如此效果，在于它对人的身心可起调节作用。实验证明，静默状态下，人的血压会下降，而且心跳呼吸频率也会变慢，肌肉紧张度和氧消耗下降，因而人体处于松弛状态，健康状况得以改善。

（3）散步法。中医强调每次餐后不宜马上坐下工作或上床就寝。如南朝齐梁时道教思想家陶弘景说过，“饱食不可坐与卧，欲练行步作以散之”。

（4）沐浴法。定期沐浴更衣，不仅是良好的卫生习惯，也有助于保持头脑清醒，身心舒畅，消除疲劳。宋代文人沈存中说：“衣服勤洗，以香沾之，身数沐浴，责安神道胜也。”

（5）闲尝法。看书作文之余，在庭院栽花种草，饲鸟养鱼，在环境优雅、空气清新中能陶冶情趣，协调生活节奏。

（6）吟诗法。吟诵一首好的诗词，不仅能给人的听觉以美的享受，而且通过人的思想感情产生心理效应。这种作用或荡涤肺腑，或激励志操，或悦性冶情，或宁志忘痛，对身心健康十分有益。

（7）逸游法。苏轼：“江山风丹，本无常主，闲者便是主人。”投身自然，探奇览胜，陶醉江山湖海之间，能令人心旷神怡，疲惫郁闷便会自然消失。

（8）卧游法。年高体弱者，无力外出逸游名山大川，可将众多的山水画悬挂在居室四壁。尽管足不出户，亦可卧而尝之。老年人在欣赏中回味亲临山水的情景，从而将病痛渐渐遗忘，对身体早日康复益处很大。

19. 养生“七要诀”

健康长寿是世人共望之事。中医对养生保健的研究由来已久，从两千多年前的《黄帝内经》开始，历代有众多的医家、道家、佛家对养生之道作过详细而深刻的发掘和论述，概括起来有下述七要诀。

（1）悦情志：人要健康长寿，清志调畅是一个重要条件。

（2）戒私欲：养生求静，使身心处于万虑皆息独存一念的境地，也要求人具有高尚的情操。

（3）远房室：指性生活有节制。人的生长发育赖于肾精，肾精充盈则生生不息，人的生命能力强。欲保肾精，必须节制性欲，倘贪色好艳，纵欲无度，势必损精害体折寿。

（4）适四时：人生活在自然之中，顺应季节气候是养生学的重要内容。《吕氏春秋》说："非短而续之也，毕其数也。毕数之务，在乎去害。"所谓害，就是指非其时而有其气以热、大燥、大温等反常气候，中医称为"六淫"。

（5）节饮食：脾胃为后天之本，饮食不节，伤及脾胃，就使人多病早衰。《黄帝内经》对饮食害，有"阴之所生，本在五味"，"饮食自倍，肠胃乃伤"，"多食盐，则脉凝泣变色，多食而毛衰……"等多处论述。

（6）常运动：人是有机的整体，常运动会使精力充沛，身体健壮。早在汉代，华佗就是倡导防病。他指出："人体欲得劳动，动摇则谷气得消，血脉流通，病不得生。"

（7）顺性情：指要健康长寿，须按年龄规律自身颐养。孙思邈分析老年人说："人年五十日衰，损与日至。心力渐退，忘前失后。视听不稳，多退少进，日事零落，心无聊赖，健忘嗔怒，性情变异。"这就告诉我们，人在进入老年期后，会出现一系列的变化，我们要爱护、体贴老人，顺其性情以调之，以利他们尽享天年。

20. 养生“六字气诀”

中医认为六字气诀是读字出气的导引方法，行动时无声读字出气，来预防治疗疾病。

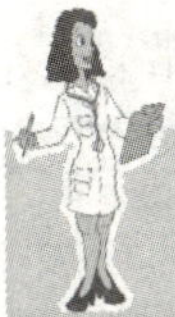

健康小贴士

中医提出的六字所对应治疗的脏腑疾病是：肝脏病患者，愁忧不乐，悲伤忧思发怒，头晕眼痛，用呵字出气可治愈。“心脏病者，体有冷热。若冷，呼气出；若热，吹气出。”心脏病患者，身体有寒有热。如果冷用“呼”字出气；热，用“吹”字出气。“脾脏腑者，体面上游风习习痛，身体痒，烦闷疼痛，用嘻气出。”脾脏病患者，身体痒，烦闷疼痛，可用“嘻”字出气治疗。“肺脏病者，体胸背痛满，四肢烦闷，用嘘气出。”肺脏病患者，身体和胸背疼痛胀满，四肢烦闷不适，可用“嘘”字出气治疗。“肾脏病者，咽喉窒塞，腹满耳聋，用气出。”肾脏病患者，咽喉阻塞，腹部胀满，耳聋不聪，用“字”出气治疗。

21. 人有四大保健区

中医认为人体存在着四大保健“特区”，它们是背部、脊柱、腋窝和肚脐。

背部特区。中医养生专家指出，后背正中的脊柱是人体督脉必经之地，脊柱两旁的足太阳膀胱经与五脏六腑联系密切，经常激发疏通，有益于气息运动、血脉流畅，可滋养全身器官。现代医学发现，人的背部皮下蕴藏着大量免疫细胞，患感冒或中暑后，“刮痧”、“擦背”等，都是激活背部免疫细胞的方法。

脊柱特区。研究表明，人老首先是脊柱老。锻炼脊柱可防治一百多种疾病。脊柱是人体的中心轴，做太极旋转，能产生较强的生物能，向各脏腑和脑部以及全身输送能量，对病毒的侵袭有很强的抵抗力。锻炼脊柱对脑血栓、老年痴呆症、中风、神经官能症、糖尿病等，也有良好的防治作用。

腋窝特区。腋窝蕴藏着丰富的血管、神经、淋巴结，假如他人用物接触，被触者就会控制不住哈哈大笑，此举被专家称为“腋窝运动”。其强身奥妙有两点：一是刺激此处的神经、血管和淋巴结，可促进体液循环，使全身器官能得到更多的养分与氧气。二是由此引发的大笑，使人体器官甚至细胞都得到运动，于心、脑和肺最有益。

肚脐特区。肚脐又名气舍，是真气的宅室，具有培元固本、安神定心、舒肝利胆、益肺固肾、通利三焦、调畅经络之作用。医生用药物敷或针灸此处，可以疗疾治病。其中用珍珠粉、丹参粉调敷能疗失眠，用砂仁、枳实敷之可调理消化不良。

22. 常用灸穴有利于人养生

中医认为灸法是祖国医学中防治疾病、延年益寿的常用保健方法，特别是冬季用灸法更为适宜。常用灸穴及其主要治疗作用如下：

足三里：是足阳明胃经穴。在膝眼下三寸，胫骨外侧，距前嵴一横指。足三里是强壮要穴，常灸此穴有固肾益精、益气养血、温运脾阳，健胃厚肠，预防早衰之功效。《千金要方》曾经强调“若要安，三里常不干。”研究表明，常灸足三里，能增进食欲，强健体质，使人精力旺盛，免疫功能增强。灸足三里还有抗血液凝聚作用，能预防血栓形成。日本医生称其为“长寿穴”。

气海：是任脉经穴，位于脐下一寸五分。也是强壮要穴。灸之能壮阳益气、安神补脑、固肾益精、健脾益胃，固冲任之气。《针灸资生经》说：“脏气虚惫，真气不足，一切气急久不瘥，皆灸之。”

关元：在任脉循行路线上，位于腹部正中线脐下三寸。亦为强壮要穴。如《针灸资生经》说：“若要安，丹田（关元）三里莫要干。”又说：“脏腑虚乏，下元虚惫等疾宜灸丹田。”

命门：位于第二腰椎直下。灸命门有补肾壮阳、健脾益胃、调节精神、强健筋骨之功效。常用于治疗腰腿疼痛、关节痹痛、头昏耳鸣、腹泻食少、下肢浮肿、遗精滑精、气短神怯、老年痴呆等证。

肾俞：在第二腰椎下旁开各一寸五分。灸之有补肾壮阳、益气安神、健脾益胃以及强壮作用。多用于治疗肾气虚衰、腰酸疼痛等证，并能振奋精神，消除疲劳。

神阙：即脐中。常灸此穴能益气补阳、温肾健脾。宋·窦材说：“依法熏蒸神阙穴，则营卫调和，安魂定魄，寒暑不侵……凡用此灸，百病顿除，益气延年。”

中脘：居脐上四寸。灸之可健脾益胃，培补后天，增进食欲，益气养血。老年人经常出现脾虚胃弱，饮食不思，面色萎黄等症状，宋·王执中指出：“脾胃病者，宜灸中脘。”

涌泉：是肾经首穴，位足心陷中。常灸此穴有补肾壮阳及强壮作用。正如俗语说：“若要老人安，涌泉常温暖。”常灸此穴可使老人精力旺盛，免疫功能增强，对老年人的哮喘、腰腿酸软无力、失眠多梦、高血压、头痛耳鸣、神经衰弱等有防治作用。

总之，灸法是防治老年病的重要方法。常灸上述诸穴，能疏通经络，促进血液循环，调和营卫，调和阴阳，补益气血，协调脏腑，以达到治病强身、防老抗衰之目的。

23. 按摩是最简便的养生方法

中医养生学的重要思想之一，是要求坚持经常。但要坚持经常，必须方法简便易行。在多种养生术中，可以说没有任何别的方法能像按摩这样易学、易会、易行并且易于见效的了。它不需要器械、药材，不讲究时间、环境，作为防病保健性质的按摩并且不依赖于他人而自己动手。至于功效，则可以宣通气血，舒筋活络，柔润皮肤，促进淋巴液、血液循环畅通，改善全身的新陈代谢；同时可以调整失调的机能，去淤化滞，减轻或解除因组织破损而带来的疼痛，促进组织损伤的修复。所以，无病可以消除疲劳，强健身心，有病可以辅助治病，特别对于在劳动或体育运动中常见的各部位的跌打损伤和软组织（如肌肉、肌腱、韧带等）的损伤有较好的疗效。

24. 按摩足部可养生

中医认为人皆有四根："脚为精气之根，耳为神机之根，乳为宗气之根，鼻为苗窍之根。"可见鼻、乳、耳为人体精气的三个凝聚点，而足底是人体精气汇集的中心。因此，步履轻捷、头脑清灵成为人体健康的主要标志之一。人体任何器官有病，都会在足部相应的反射区表现出来。所以，足部反射区有健康密码之称。

首先，按摩这些健康密码，可以增强体质，提高肌体抵抗力。经常做做足部反射区的保健按摩，可以改善血液循环，增强内分泌的调节作用，提高整体的免疫功能；调整失衡状态，使有病的器官得到有效治疗，避免发生一些疾病。还可以使一些人免于癌症的侵扰。对于有急性感染的病人，用手轻巧缓慢地揉搓相关的敏感反射区，再加上有效的抗菌类药物治疗，可使疗程明显缩短。

其次，足部按摩能够增加脑力劳动者大脑的功能，原因是：

足部有头部和大脑反射区，按摩大脑反射区，可明显提高智商。在学习紧张时，提高一点智商就相当于"在繁忙紧张的麦收时节磨了一下镰刀"。

做足部反射区保健按摩，有助于睡眠。有了好的睡眠就如同"给疲劳的电池充了电"。

工作学习紧张的人，多有肌体不平衡现象，造成各种病痛，如胃肠功能不佳、腰背酸痛等。经足部保健按摩，可调整全身各部功能，使肌体重新达到阴阳平衡，脏腑功能正常。

再次，足部按摩法有利于延年益寿。

生命在于运动，要运动就要有一双健壮的足。"足是人的根基"，就像树木一样，根弱了，枝叶就不茂盛了。许多长寿老人都习惯于步行的。反复按摩足部反射区，从而使全身的机能不断得以调整。“足是人的第二心脏”。足距心脏最远，足部的活动和按摩都能促进血液循环，减轻心脏负担。按摩足部的心脏反射区既可使人知道心脏有无问题，又能使心脏得到保健。此外，做足部反射区按摩还可以调整消化系统，改善人体免疫力，减少感染疾病的机会。中老年人常发生便秘、腹泻、前列腺肥大、排尿异常等病症，这些病症都可以通过足部按摩得到减轻，乃至消失。

足部按摩法既可自我保健，又可为别人保健，简便易学，安全有效。医生在哪里？医生就是你自己。

25. 简便易行的养生按摩法

抓头养生法。中医认为，头乃诸阳之会，常梳理头发，会促进诸阳上升，百脉调顺，气血不衰。抓头养生法除用于保健外，还可防治神经衰弱、高血压、动脉硬化、神经性头痛、脱发、白发和斑秃等疾病。

其具体做法是：手心向内，手指张开如抓痒一般。抓时闭眼，心神安定，身体放松，自前额抓起，经头顶至后发际，再从后向前，循环往复，来回梳理。抓时主要用两小指头的罗纹面进行按摩，其他手指随着小指的按摩用指甲抓头皮，动作匀缓轻柔，以免损伤头皮。每天晨起、午休及晚睡前各做1次，每次10分钟左右；平时有空亦可做，多做有益无害。如果在抓摩头部某一穴位时，意念集中于这个穴位，并且在呼气时抓，吸气时停，使心（意念）、气（呼吸）、形（抓摩）三者同时进行，效果更佳。

浴面养生法。中医十分强调“面宜多擦”。现代医学认为，擦面能改善血液循环、增强面肤弹性、减少皱纹、滋润脸色、延缓衰老，可防止感冒、头痛脑胀、迎风流泪、牙痛鼻塞、面瘫淌涎。

具体做法是：两手搓热，掌心紧贴前额，稍用力从上往下擦到下颌，往返约20次；再用两手大拇指指背，轻轻由上往下擦鼻两侧20次左右，以擦至面部红润微热为度。同时，配合揉点印堂、迎香穴。每日至少做两遍，方能生效。面部患有疮疖未愈时忌做。

揉耳养生法。中医认为，耳为肾外窍。肾通过经络系统直接影响全身各个脏器的功能，从而对人的整体健康起促进作用。因此，历代医学家创造了多种形式的耳朵保健功：

一是用左手向上牵拉左侧耳朵，右手向上牵拉右侧耳朵，各十数下，或双手相交各牵拉对侧耳朵，即能使耳朵气血畅通。

二是以两手掌掩住双耳，并用手指叩击头部24下，以听到耳内有隆隆之声即可。此法又叫“击天鼓”。

三是用双手分别按、揉、摩两耳廓，然后分别牵拉引动两耳廓，直到耳廓微红发热为止。

咽津养生法。中医认为，咽津可以灌溉五脏六腑，滋润肢体肌肤，流通血脉神气，增强消化功能，延缓机体衰老。

其具体做法是：上身自然挺直，安然坐于凳上，两腿分开呈肩宽，两手轻放于大腿上，嘴唇微合，全身放松，摒除杂念。自然呼吸，轻闭双目，思想集中在口腔处。先用舌搅动口齿，一般是围绕上下牙齿运转，先左后右，先上后下，依次轻轻搅动各36次，用力要柔和自然；然后用舌尖顶住上腭部1～2分钟，促使腮腺、舌下腺分泌唾液，待口中唾液满时鼓腮含漱36次。漱津后，将口中津液分3小口咽下，咽时意识由口腔转移到“丹田”。初练此功时津液不多，久练自增。此功清晨、午休、睡前都可做，多做效果更佳。

护胸养生法。中医十分重视胸腔的保养，认为保养胸腔，可抗邪防病，强身健体。胸背部的保护以保暖避寒为主，此外还要加强胸部的锻炼。我国古代医学家在实践中创造了一套以按摩和击打并重的护胸养生法。经验证明，此法能宽胸顺气，活血提神，延缓衰老。现代医学研究表明，如经常按摩或拍打胸部，能提高机体抗病能力，预防冠心病、肺气肿、肌肉发育不良，并能治疗胸闷、心慌、气急、肋痛等症。其具体做法是：

捶胸：站立，全身自然放松，冬天宜脱掉棉衣，双手握拳，先用左拳捶右胸，由上至下，再由下至上。然后再用右拳捶左胸。左右各200次。捶胸后，接着捶几下背，深呼一口气或长啸一声，更有助于呼吸吐纳。老年人可由别人同时捶背部，效果更佳。捶胸时动作要先慢后快，快慢适中，不要过猛。

拍胸：五指并拢，手掌微屈，用掌拍击胸部。既可单手交叉拍胸，亦可双手同时拍击两侧胸部。自上而下，反复数遍。

擦胸：两手搓热，先右手、后左手自上而下平擦胸部，使胸部微热。再两手呈梳子状，分别从上而下在两侧胸部梳理，反复10次。

摩腹养生法。中医认为摩腹不仅可以调节胃肠道的蠕动功能，而且还能促进胃肠道的血液循环，防止胃肠消化功能失调。摩腹可按照下面的顺序进行：

一是以两手的食指、中指、无名指按剑突下（即心窝部），先左后右顺摩圆各转21圈。

二是三指由剑突下再向下顺摩，边摩边移，摩至耻骨联合处为止，往复21次。

三是由耻骨联合处向两边分摩而上，边摩边移，摩至剑突下为止。

四是以脐为中心，用右手掌向左绕摩21圈，再以左手掌向右绕摩21圈。这里要注意的是，摩腹宜在饭前或睡前进行；手法以柔软舒缓为宜，体位可采取坐式或仰卧式；应凝神静心，排除杂念。另外，消化道疾病出血或炎症期间，不宜摩腹。

摩腰养生法。中医认为，腰为肾之府。腰部又有带脉通过，按摩腰部能补益气，强腰健骨，聪耳明目，不仅能治疗泌尿生殖系统疾病，而且可以预防腰痛、疏通血气，延年益寿。按摩腰部方法很多，下面介绍一种简便易行的方法：

自然站立，全身放松，双手半握拳或手指平伸均可；然后腰部自然而然地左右转动，随着转腰动作，上肢也跟着甩动。当腰向右转动时，带动左上肢的手掌向右腹部拍打，同时右上肢及手背向左腰部拍打。如此反复转动，手掌或拳有意识地拍打腰部、腹部，每侧拍打200次。

暖肾养生法。中医认为对睾丸的按摩可增加局部血液循环，促进睾丸内分泌功能。雄性激素除了增强雄性功能之外，还有增强蛋白质合成的作用，可使人体魄健康，精力充沛。具体做法是：

一是两手搓热，左手兜阴囊，右手小指侧放在小腹阴毛处，两手齐用力向上擦兜睾丸、阴茎等一百次左右；初练时，用力要轻。次数可达几百次，视个人情况而定。

二是两手搓热，然后来回适当用力搓揉睾丸、阴茎等一百余次。

三是两手掌夹持睾丸和阴茎用力向上、向下各拉3~5次。

四是用手指揉搓睾丸，两手交替进行，然后揉小腹数十次。

提肛养生法。中医认为人进入中年以后，身体各种机能开始下降，肛门松弛，易患痔疾、脱肛、便秘等症。这是人体衰老的一个重要信号。若此时不采取积极的防治措施，发展下去定会影响人的健康。“提肛”可固精益肾、延缓衰老。一般若能坚持提肛一年以上，即可见效。

其具体做法是：两腿分立与肩同宽，两手并贴大腿外侧；两眼正视前方，全身放松，以鼻吸气，缓慢匀和；吸气的同时，用意提起肛门，包括会阴部；肛门紧闭，小肚及腹部稍用力同时向上收缩；稍停，放松，缓缓呼气。呼气时，腹部和肛门要慢慢放松。这样一紧一松，做十余次。每日早晚各一遍。

摩足养生法。中医认为摩足能滋阴降火，强腰健肾，益精填髓。据现代医学研究证明，搓摩足心，可促进血液循环，刺激该处的神经末梢，促进尿酸排出，祛病延年。摩足还可治疗失眠多梦、头晕目眩、咽喉肿痛、高血压、心悸等多种疾病。其具体做法是：

搓足心：可早晚两次在床上进行，两脚心相向，先把双手掌搓擦发热后，左手摩右脚心，右手摩左脚心，至脚心发热。

按压涌泉（此穴在脚底心凹陷中，在足底前1/3与后2/3交界处）。方法是中指或食指端由脚心向脚趾方向做按摩，每次按一二百下；每隔几天，加按10次，最后可加至500次，甚至千次，日久自然会起到补肾健脑、强身健足的作用。

26. 摩腹可养生

摩腹养生，在我国有悠久的历史。早在南北朝齐梁时期，达摩译的《易筋经》就记有摩腹三法。在唐代，享年102岁的著名医学家孙思邈的养生之道是“食后行百步，常以手摩腹”。他在其巨著《千金要方》中说：“食毕当散步，摩腹数百遍，可以无百病”。南宋大诗人陆放翁有多种养生之法，其中之一是“一日要摩腹数次。”他不仅饭后放下碗筷便摩腹，而且常常边散步边摩腹，因此尽管他一生坎坷，仍享高龄85岁。

祖国医学认为，人的夭寿与五脏六腑有密切的关系。摩腹则能刺激肝肾之精气，促进恢复阴阳的动态平衡，从而达到祛病强身的目的。现代医学研究表明，用手掌摩腹，可促进腹腔内部的血液循环，刺激消化液的分泌，有利于腹部肌肉的强健，使大便顺畅地排出。这样可以减少便秘产生的有害物对胃肠的毒害，从而有效防止胃肠病的发生。如能长期坚持按摩腹部，对许多慢性病如肾炎、冠心病、肺心病、高血压等，都有辅助的治疗作用。

摩腹，实际上就是对肚脐的一种按摩。肚脐周围的“丹田”，被誉为人体发动机，系一身元气之本。肚脐与十二经络、奇经、八脉、五脏六腑、四肢百骸、骨肉都息息相关。坚持按摩肚脐，能刺激肝肾经气，达到祛病的目的。

摩腹养生应讲究科学，一般宜在早晨起床后及临睡前进行。无论静坐或静卧，排除一切杂念，意守丹田。然后用双掌对搓，使掌心发热，将掌心向下置于腹部，从右至左按顺时针环绕的方向按摩100次左右，再从左至右按逆时针的方向按摩100次左右。速度不快不慢，力度不重不轻，每日早晚各一次。如果感到消化不良或大便秘结，可以随时做按摩。时间充裕就多按摩一会儿，时间紧就少按摩一会儿。既可以坐着按摩，也可以站着按摩。按摩到腹部发热时，效果则更加明显。但不可在过饱或过饿时进行。腹内有恶性肿瘤或其他急性腹症者，则不宜按摩，以免发生副作用。

27. 中医健身技巧

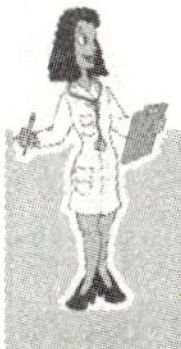

健康小贴士

强健肠胃——运脚趾

胃经始于脚的第二趾和第三趾之间。胃肠功能较弱的人，若每天练习用脚二趾、三趾或用手指按摩足趾36下，并持之以恒，胃肠功能会逐渐好转。

清肝明目——搓双足

摩擦两足，可使浊气下降，并能清肝明目，对治疗神经衰弱、失眠、耳鸣、高血压等均有疗效，具有祛病健身、延年益寿之功效。

调节脏腑——敲手掌

手心中央是劳宫，每天早晚握拳用中指相互敲打左右手劳宫36下，再按摩整个手掌，就能疏通气血津液，调节脏腑功能，达到强身保健的目的。

灵活筋骨——旋膝

用手掌按住膝，先向外旋转十多次，后向内旋转十多次，再以两手同时揉左右膝几十次。此法可提高膝部热度，增强膝部关节功能。

防治寿斑——拍手背

手背为手之阴阳两经汇聚、交接之处，若每天早晚拍打手背各36下，可调和阴阳，疏通经络，加速血液循环，预防寿斑出现，促进寿斑消失。

28. 多晒太阳有利于养生

多晒太阳是指利用太阳光照射身体，以补养气血、促进健康的一种保健法。古人说："日为太阳之精，其光壮人阳气。"古代医学家在长期的保健实践中已经直观地感受到了日光的保健作用。唐代医学家孙思邈也提倡"呼吸太阳"，即多晒太阳的意思。历代重视健康长寿的专家更是推崇日光的保健作用。

在日光保健的方法上，中医学多认为应背对阳光，认为背对阳光，能温暖督脉，直补督脉阳气，使人心身和畅。另一方面之所以背对太阳，可能是因为“头为诸阳之会”，不宜直对阳光曝晒，以免阳气过旺，有违阴阳调和缘故。中医学十分重视人与自然的关系，特别强调阳光对人体健康的作用，认为常晒太阳能起到壮人阳气、温通经脉的作用。

现代科学研究表明，日光浴能杀死皮肤上的细菌，增加皮肤的弹性、光泽、柔软性和抵抗力，并能刺激机体的造血功能，提高机体的免疫能力，改善体内糖代谢，促进钙、磷代谢和体内维生素D的合成，有效地预防软骨病或佝偻病；还能促进血液循环，增进食欲，增强体质，预防骨质疏松症。红外线也是一种不可见光，可透过皮肤到皮下组织，对人体起热刺激作用，从而扩张血管，加快血液流通，促进体内新陈代谢，并有消炎镇痛作用。可见光能调节人的情绪、振奋精神，提高人的生活情趣及工作效率，并可改善人体的各种生理机能。

总之，晒太阳对人体的益处很多，但要注意应在没有风的天气情况下进行；不可过度曝晒，以免紫外线辐射过度引起人体皮肤衰老；不宜在空腹、饱腹和疲劳时进行日光浴，以免引起头晕。严重心脏病、高血压、神经兴奋症患者及对阳光过敏者，尤其是夏天，不要在阳光下晒得太久，以防中暑。春、秋两季日光浴亦不可过量，以防晒伤。

29. 活血化淤有利于妇女养生

中医认为人体是一个有机的整体，由脏腑、气血、经络、肢体组成。脏腑主管人体的各种生理功能，气血则是人体活动的物质基础。如果把人体比喻成城市，经络就是它的交通网络，是气血的运行通道，负责营养和代谢废物的运输。在正常情况下，人体的经络系统是通畅的。但是，人体受到外在邪气的攻击，或是内在情绪变化的影响，会使气血的运行失调，从而导致经络受阻。气滞则血淤，而淤血又会反过来影响全身或局部气血的运行，造成相关部位的不适或疼痛，即中医常说的“通则不痛，痛则不通”。

现代女性由于本身有经、带、孕、产等特殊的生理过程，在日常生活中又肩负工作、家庭的双重压力，往往比其他人群更易受到风、寒、暑、湿、热等外邪的侵害，导致气血失调。因为女性较敏感，情绪不稳定，又易因忧郁、急躁、怒气、思虑过度等内在因素扰乱气血运行，而导致气滞血淤的发生，所以女性是最易发生淤血症的人群。

因为经络分布于全身各处，所以淤血症也可以发生在人体的任何部位。由于部位的不同，淤血症可以出现各种不同的症状。如果淤血阻于头面部，皮肤细胞得不到充足的水分和营养，会出现面色萎黄，没有光泽。皮肤基底层的代谢产物和黑色素逐渐淤积，日久就形成了黄褐斑、黑眼圈。大脑细胞缺氧会引起头晕、头疼、神经衰弱和失眠的症状。如果气血淤阻于胸部，心脏血脉受阻，会直接造成心脏缺血缺氧，出现胸闷、心慌的症状。如果气血淤阻于下腹，或主管生育功能出现气滞血淤的情况，则会导致子宫、附件、乳房等不适。

正是由于气滞血淤的病症发生如此广泛，所以活血化淤的治疗方法在中医治疗中用途广泛。临床上常以活血化淤的方法治疗包括妇科炎症、黄褐斑、胸痹症、乳房肿块、跌打损伤等各种疾病。具有活血化淤作用的中药有许多，如红花、桃仁、当归、川芎、郁金等，经现代药理学研究证明，这些中药具有镇静止痛，防止血栓形成，抑制血小板凝集，改善血液循环，抗菌消炎、促进炎症渗出物的吸收等药理作用。

活血改善皮肤细胞的微循环，使皮肤气血充盈，营养和水分增多，有效消除黑色素。没有黄褐斑，肌肤更健康。

活血改善心、脑的血液循环，消除血管痉挛，给心脏和大脑提供更多新鲜氧气，增加心脏的收缩力，使心、脑更具活力，生活更轻松。

活血改善女性盆腔的血液循环，活出健康女人味。

30. 中老年人游览山川有利于养生

中医认为老年人漫游山林、泉涧，呼吸大自然清新之空气，观赏祖国美丽之风光，不仅能“登山则情满于山，观海则情溢于海”，做到情志舒畅，心旷神怡，而且能在“极目楚天舒”之余，锻炼自己的身体，使之骨强筋柔，气血和畅。老年人能有一个健康的身体，实在是“终胜得浮名”。中老年人在名与身的关系上，知道满足，就不会失掉做人的尊严受到屈辱；能够适可而止，就不会给自己带来危险，保持长久不受侵害。

人的身体健康长寿，不过早衰老，需要有两个基本的条件：一是体魄健，脏器无损；二是精神爽，情志舒畅。陆游“看尽吴山看蜀山”，使身体处在不断的运动中，因而得到了保健。五脏、六腑、肌肤、血脉等形体的功能，可以在游览山川中得到很好的锻炼。在游山川的同时，高山、流水、瀑布、鸟语、花香……都给人以美的享受；和谐的乐章，使人解脱闹市之扰，又静而不寂，其生气勃勃变幻莫测的景象，使人情趣倍增，乐以忘忧。

所以，游览山川是一项很有益于养生的活动。“宣和遗老凋零尽”，就在于他们缺少像陆游那样具有一股“看尽吴山看蜀山”的豪情壮志和实际的锻炼。

31. 尊重自然是养生的根本

中医认为自然是真，是人赖以生存的环境。回归自然，与自然界的万物相和相亲，是实现长寿的最佳途径。在这一点上，中华民族的祖先早有论述。在中国古代的《黄帝阴符经》中，就阐述了有关养生的三个论点：

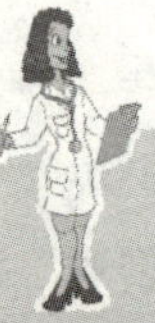

健康小贴士

（1）中医认为自然界尽管是千变万化的，但它是有规律可循的；而自然规律也是可以认识的，只要按照它的规律办事，就会取得成功。即所谓“观天之道，执天之行尽矣”，告诫人们要深刻认识并掌握自然规律，然后顺其自然，适应自然地去养生，这样就能实现长寿的愿望。

（2）中医认为人们生活在天地万物之间，应当与天地的运转协调，不要违反时间节律，饮食起居要定时。即所谓“时之至间，不容瞬息，先之则太过，后之则不及。是以贤者守时，不肖者守命也。”守时，就是遵守时间。

（3）中医认为人类养生不仅仅是养形体，更重要的是养性格。在性格修养方面主张“至乐性余，至静性廉”，也就是说一个人要有乐观、怡静的性格，尽可能排除私心杂念和名利奢求。这样心胸就会宏大起来，精神就会充实起来。一个性格爽朗、心境愉快的人，是不会因伤神而伤身的。

自然养生的创始者当数道教的始祖老子。他说："人法地，地法天，天法道，道法自然"；"顺天者昌，逆天者亡。"在这里他明白无误地告诉人们：人体的生理功能与自然界的变化休戚相关，人体必须顺其自然，与自然规律相适应，才能健康长寿。他还说："极而反，盛而衰，天之道也，人之理也。"其意思就是讲天地间的自然规律不是静止不变的，而是在不断地转化之中。一个人的体质也是这样，体质虚弱的人，只要加强保养，坚持锻炼，体质就可以由弱变强；反之，一个身体健壮的人，如果不注意保养和锻炼，也会变成一个虚弱的人。

我国历代的不少学者，也是极力推崇自然养生法的。东汉哲学家王充在其《论衡》中写道："人本于天，天本于道，道本自然。顺其自然，即是最上养生之道。"宋代养生学家陈直指出："人与自然相应，顺应自然环境的变化则健，违逆自然环境的变化则病。"强调在养生中要"观天之道，执天之行"。

32. 养生主要在于保健

祖国医学认为，健康长寿的主要在于保健，疾病、早衰的根本原因在于不知保健。《素问·上古天真论》说："余闻上古之人，春秋皆度百岁，而动作不衰；今时之人，年半百而动作皆衰者，时世异耶？人将失之耶？岐伯对曰：上古之人，其知道者，法于阴阳，和以术数，食饮有节，起居有常，不妄作劳，故能形与神俱，而尽终其天年，度百岁乃去。今时之人不然也，以酒为浆，以妄为常，醉以入房。以欲竭其精，以耗散其真，不知持满，不时御神。务快其心，逆于生乐，起居无节，故半百而衰也。"

中医认为“上古之人”由于遵循保健的法则，故能度百岁乃去；而“今时之人”违背保健法则，则半百而衰。以此来说明人寿命的长短，不在于时世之异，而在于人之是否善于保健，从而突出了保健对于祛病延年的重要意义。所以对于广大的中老年朋友来说，了解早衰的原因可以促使其掌握保健的方法。现代医学也认为人体的早衰，每个人固然有其内在的原因，但与以下四个方面的关系较为密切。

生活失于规律。中医认为规律而节制的生活对于防止和抵御疾病的发生，获得健康长寿具有十分重要的意义。饮食不节（过饥、过饱、偏食、饮食过冷过热）、饮酒过多、劳逸失常、房事过度等可造成脏腑功能失调，精气受损，进而导致疾病，加速衰老。古今中外，皇亲国戚、达官显贵、富贾巨商短命者多，其负面经验是吃的山珍海味，美酒佳肴；官欲贪欲，无节无度；养尊处优，不劳动，少运动。这些皆是生活失于规律的具体体现。要想健康长寿，就必须保持规律的生活。

情绪失于调节。中医学认为，精神活动是脏腑功能活动的主宰，只有人的情志活动在和顺的情况下，内脏机能才能平衡、协调，保持身体健康。若情志失调，七情太过或过急，就会引起人体气血不和，阴阳失调，脏腑功能发生紊乱，造成各种病变，导致早衰。情绪失于调节是影响现代人健康长寿的主要原因之一。社会环境的变迁，生活节奏的加快，人们经济收入差距的拉大，皆成为影响中老年人健康长寿的原因。而想保持健康的身体，维持生存竞争的本钱，最好的办法就是调节好自己的情绪，最终达到长寿的境界。

禀赋有强有弱。中医认为人的寿命与禀赋强弱与体质好坏相关。如果一个人先天不足，又后天失养，生活失于节律，那体质很快就会由盛转衰，提早而逝。可以说先天禀赋与中老年人的健康长寿有极为密切的关系。但只要对此有正确的认识，采用科学的生活方法，也能长寿。

不要过分依赖药物。

健康小贴士

中医认为凡药都有三分毒。有的中老年人身体有失健康，不是从科学的保养出发，而是依靠药物的保养，小病药物不断，平时补药不离，最后反而早衰早逝。

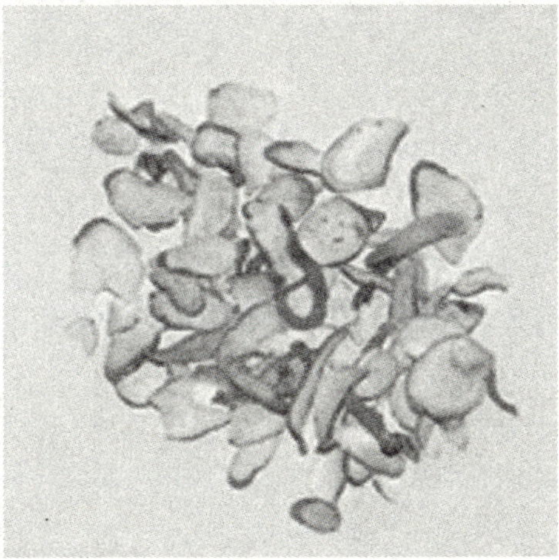

第九章
中药与养生

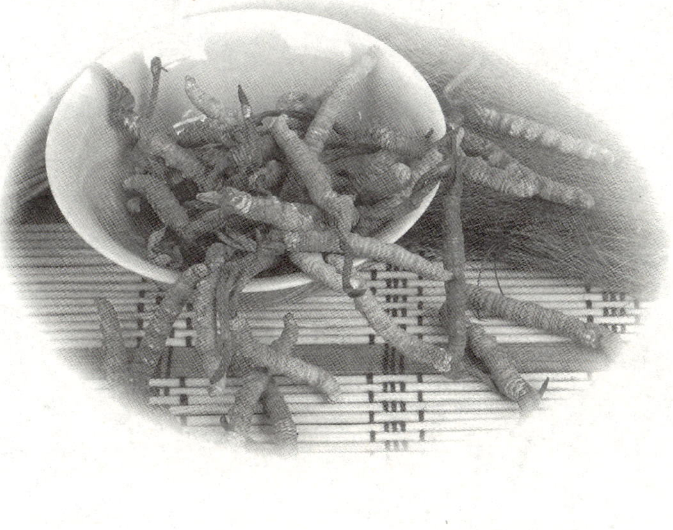

1. 中药抗衰老的主要作用

国内医学界经过多年的研究，专家们一致认为，中药抗衰老养生主要有六个方面的作用。

（1）调整中枢神经系统的功能。人体衰老，大量的神经细胞萎缩死亡，脑的重量减轻，老年人思维能力、记忆能力减退。实验证明，有些中药对于大脑和中枢神经的兴奋与抑制过程具有良好的调节作用，能改善视力和听力，提高人的思维能力和记忆力。

（2）调整内分泌系统的功能。人体衰老时，性腺、肾上腺、甲状腺、胰腺等腺体的功能减退。据研究，甘草、人参、刺五加、当归、白术、三七、附子、何首乌、蜂乳、巴戟天等，均能提高肾上腺皮质功能；淫羊藿、人参、鹿茸、补骨脂、蛇床子、刺五加、蛤蚧、胎盘、蜂王浆等，均具有调节性激素作用。

（3）调节免疫功能。随着人体的衰老，免疫能力，特别是细胞免疫能力大大下降。中药能全面地、明显地提高人体免疫力，有很好的抗衰老作用。

（4）清除自由基作用。老年人抗氧化活性降低，体内自由基产生过量，血清中过氧化脂质（LPO）升高，组织脂褐素沉积过多，血超氧化物歧化酶（SOD）活性下降。有些中药对自由基均有不同程度的清除作用，并能降低血浆组织中的LPO，另有一些中药能促进SOD的活性。

（5）促进物质代谢。由于老年人的基础代谢水平低下，促使机体对物质代谢的功能明显下降，从而加速衰老。实验发现，许多补虚中药都具有促进物质代谢作用，对蛋白质、糖类、脂质的代谢有明显的影响。

（6）抗肿瘤作用。老年人适应能力和免疫能力下降，易引起基因突变，发生肿瘤。近年来的医学研究证明，人参、刺五加、白术、何首乌、天门冬、枸杞子、肉苁蓉、茯苓、党参、北沙参、玉竹、淫羊藿、绞股蓝、穿山甲等，均有抗基因突变作用，可以防止肿瘤的发生。

2. 抗衰老养生中药的分类

古往今来，研究和应用中药延缓衰老，一直是人们憧憬的目标。长期以来学者们做了大量探索，从实践中逐步完善了抗衰老养生中药的筛选方法，初步建立了补益药为主的抗衰老中药体系。现代通常将防衰抗老中药分为五类：

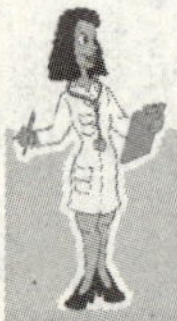

健康小贴士

（1）补肾阳药物：玉竹、黄精等；

（2）补肾阴药物：补骨脂、肉苁蓉、菟丝子等；

（3）阴阳兼补药物：黄精加补骨脂、肉苁蓉加地黄等；

（4）补气药物：人参、党参等；

（5）补血药物：当归、阿胶、鸡血藤等。

随着社会的进步、中西医结合的发展，目前已有大量抗衰老中成药、制剂、饮料、天然药物与方剂、提取物等问世，都深受广大老年人的喜爱。

3. 抗衰老中药的功能

近年来，国内外的医学科学家们，从免疫、代谢、调节神经、内分泌与内脏功能、抗感染、细胞传代、寿命试验、改善智能、微量元素等不同方面与不同角度，深入研究了单味中药抗衰益寿的功效，并取得了令人瞩目的进展。为了使人们有针对性地合理选用，现将其各自的功能介绍如下。

有关提高性功能、改善生理代谢状态的药物。例如：人参、何首乌、枸杞子、地黄、鹿茸、胎盘、蜂王浆、刺五加等。这类药物可在不同程度上提高人的性功能，改善全身代谢，使人的代谢功能旺盛，提高对外界的反应能力。

有关增进智能的药物。例如：何首乌、菟丝子、仙茅、枸杞子、五加皮、杜仲等。这类药物均属补类药，有填精、补髓、充脑的作用，可改善脑功能。

有关养血补脑的药物。例如：人参、山药、灵芝、淫羊藿、大枣、龙眼肉、远志、菖蒲等。此外，丹参与木通则既可补脑又能化淤；核桃肉、天门冬、薏仁米、酸枣仁、刺五加、肉桂既是补肾抗衰老药，又是健脑的良药。

有关增强细胞免疫功能的药物。例如：人参、当归、川芎、杜仲、肉桂、生三七、蒲黄、淮山药、黄精、玉竹、海参、青蒿等。

有关清除体内引起衰老的自由基的药物。例如：人参、女贞子、旱莲草、灵芝、党参等。这五种药物均能起到清除体内自由基的作用，从而可抗衰防老。

有关含有微量元素的药物。例如：人参、白术、黄芪、山药、鹿茸、当归、泽泻、蜂蜜等。此类药物中含有大量对老年人有益的微量元素，有较好的抗衰老之功效。

具有综合效价的药物。蛤蚧、海马、沙苑子、覆盆子、冬虫夏草、附子、淫羊藿等，可激发肾脏阳气，提高肾上腺皮质功能，调整体内紊乱的自主神经，提高肺功能，从而改善代谢，达到纳气平喘的效应。

山茱萸、生地、麦冬、百合、鳖甲、白芍能促进急性贫血的血细胞再生，提高血浆蛋白；还能升高外周白细胞，对抗因环磷酰胺所致的白细胞减少。

旱莲草、五加皮等可提高机体的免疫功能，改善人体的新陈代谢。

琥珀、柏子仁、远志、酸枣仁、合欢皮、夜交藤、龙骨、朱砂、茯神等，不仅能调节中枢神经，改善智力、体力，提高工作效益，而且还有明显的镇静、催眠、抗惊厥的作用。

鸡血藤、赤芍、丹皮、益母草等能扩张冠状动脉，增加冠脉的血流量，同时可增加脑、肾的血流量；还可增加毛细血管的开放数及血液速度，改善血管的通透性。

姜黄、大黄、牛膝、川芎等药，可降低血脂，防止或减轻动脉硬化，并能延缓衰老、益寿延年。

党参、黄芪、茯苓、苍术等药，能提高体力和脑力劳动的效率，增强大脑皮质的功能，有明显的抗疲劳和应激作用。

鹿茸、鹿角、海狗肾、虎鞭、海马等药对神经系统有兴奋作用，使心脏活动增强，血液输出量增加，提高机体效能，改善睡眠、食欲，消除疲劳、强壮体魄与抗衰老。

枸杞、菟丝子、玉竹、仙茅、威灵仙、肉桂、山药、女贞子能提高4细胞转化率，还能抑制自身抗体引起的免疫疾病。

阿胶、熟地、桂圆肉、紫河车、桑椹等药含有丰富的蛋白质、多种维生素及微量元素，能营养心脑细胞，促进大脑发育，延缓大脑萎缩，防止心脑动脉硬化，从而达到改善智能及抗衰老的目的。

对老化代谢产物的影响，对抗因机体老化产生的过氧化脂质的损害，是抗衰老药物近年研究的重要课题。现已知人参根、当归、黄精、薤白、玉竹、北五味子、山茱萸、棉花子、肉桂等55种药物，能降低机体内过氧化脂质或丙二醛水平。人参茎叶、珍珠粉、山楂等，可降低单胺氧化酶和单胺类递质水平。山楂及其制剂有清除自由基，控制脂褐素产生的作用，有利于保护血管，防治动脉硬化。研究还发现，人参茎叶、鹿血清、沙棘、红景天、胡桃、紫苏油、黄大豆、野玫瑰根、金丝枣等40多种药物，均有升高体内过氧化物歧化酶（3OD）的作用。

改善核酸代谢及促进细胞再生作用。核酸是各种蛋白质合成的启动物质，没有核酸就没有蛋白质，也就没有生命。人体衰老时，由于核酸代谢障碍，导致细胞不能繁衍。因此，使用药物改善核酸代谢，就有可能推迟衰老。研究证实，人参、三七、冬虫夏草、麦冬等，能改善核酸代谢；蜂乳、蜂花粉、鹿茸精、阿胶能促进细胞再生；茶叶、银耳、川芎能对抗放射所造成的骨髓抑制。

对氧代谢的影响，改善机体氧代谢。冬虫夏草、灵芝、天麻、白蒿、生地等，能提高机体耐缺氧能力；黄芪、人参、三七、刺玫果、鹿茸、五味子、白术、苡仁、茶叶、牛黄、大黄、高山红景天等，具有抗疲劳效果。

对脂质、糖、蛋白代谢的影响。随着年龄增长，机体对脂质、糖类的利用和调节能力减退，因此，调整机体脂质、糖、蛋白代谢，有利于延长寿命。研究表明，何首乌、泽泻、麦饭石、茶叶、马齿苋等55种药物，有降低血脂作用；山茱萸、玉竹、麦冬、蜂花粉、石斛等30种药物，有调节血糖之效；银耳、黑木耳、蜂王浆、牛膝、冬虫夏草等5种药物，可促进机体蛋白质合成。

双向调节和改善内环境作用。目前已知具有双向调节作用的中药很多，疗效突出的有人参根茎叶及西洋参、三七、白术、杜仲、五味子、刺五加、阿胶、麦冬、红景天、蜂蜜等。它们可以增强机体对各种有害刺激的防御能力，调节亢进或低下的应激状态，调节病理过程，使之趋于正常。

4. 中医药物调养可养生

运用药物预防和减轻衰老，是中医在抗衰老方面的一大特色。中医认为一些药物具有与食物同样的补益气血津精、提高脏腑机能的作用，甚至有些药物如人参、鹿茸等，其补益精气的作用远较食物更为强大。因此，利用药物补益精气神以增强体质、保健防老成为中医老年医学和预防医学的一项独具特色的内容。在中医第一部药物学著作《神农本草经》中，就认为所载的“上品”120种药物，大多具有“轻身益气，不老延年”的保健防老作用。其后，历代医家亦把服食药物作为预防衰老的一种重要方法加以强调，不仅养生学专著，为数众多的中药学、方剂学著作亦记载了大量具有抗衰老作用的药物和方剂。

现知的具有抗衰老作用的药物和方剂甚多，它们多以补益精气神的功效发挥其保健防老作用。老年医学的实践亦证明这些药物和方剂确有其良好的抗衰老作用。而且，其中一些方药亦通过实验研究从现代科学的角度揭示了其抗衰老的作用机理。

抗衰老方药常以补益药为主要组成，尤以补肾益精、健脾益气药为常用，一般药性比较平和，气味亦比较甘润而少苦劣。但它们毕竟与其他药物一样具有寒热温凉的药性、酸苦甘辛咸的气味以及各自独有的补益功效，因此用之得宜，则可养生防老；用之失当，反能破坏体内平衡稳定状态，影响健康而致生疾病。故在具体运用时，一般应遵循如下基本原则：

（1）根据体质状况辨证施补。针对进补者阴阳、气血、精神的虚实，辨证施补，才能发挥其良好的保健抗衰老作用。若违背辨证施补的原则，不论其阴虚而滥用温阳益气，或不论其阳虚而滥用滋阴养血，不唯无益，反而有害。

（2）不宜急于求成。按照身体的吸收和利用能力适量、多次进补，才能充分发挥其补益作用。通过大量进补，常欲速则不达；毕其功于一旦，不仅浪费药物，而且常对身体造成不良影响。

（3）适时进补。中医重视四时阴阳对人体生理病理及药物疗效的影响，因此必须顺应四时阴阳以进补。一般而言，秋冬宜于进食温补，而春夏则较宜进食滋补；但应结合体质状况灵活施用，不可拘定。一天之中，则补脾益气药宜早晨服，而补肾药则宜晚间服用。

（4）进补须注意脏腑机能协调。由于补益药物一般须经脾胃吸收运化，且通过脏腑气化作用而转化为气血精津，故必须在脾胃正常、脏腑机能相对协调的情况下进食补药，才能收到补益作用。平常所说的“虚不受补”，常是由于脾胃功能障碍或脏腑功能失调所致。因此在必要时，可于进补之前适当先予补脾健胃或调整脏腑功能，则可克服“虚不受补”的问题而收到满意的补益效果。

中医在长期实践过程中，发现并利用了药物的抗衰老作用，按照上述提出的原则和方法，正确、适当地服食具有补益精气、延缓衰老的方药，可以收到良好的保健防老效果。

5. 中医养生药膳的特点

药膳以中医中药理论为基础，中药是中医学的组成部分。我国中药资源甚为丰富，是提供我们做好药膳的重要保证。在目前发现的8000种药物中，不计算食品在内，另有500种可供做药膳使用，如人参、贝母、天麻、冬虫夏草等。运用中药必须以中医学理论为基础，如阴阳五行、脏腑经络、辨证论治，再结合食物的性能作严密的组合。任何一种药物或食物都具有自身的特性和作用。如川贝性甘寒，具有清热润肺、化痰止咳的作用，主治肺热久咳痰多；而其食物性味甘微酸凉，具有润肺消痰、清热生津的作用，也可用于治热咳、燥咳、热病津伤口渴。如老年人久咳不已、口干、口渴、痰不易咳出，就可以取梨1个，削去皮，挖出核，在梨腔内加入川贝粉、冰糖，蒸熟食。这就是药膳，它是按中医对药物和食物的认识进行配合应用的。

中医认为药物和食物均有寒热温凉平不同的性质。凡能够减轻或消除热症的药物和食物，性属于寒性或凉性，如金银花、菊花、苦瓜、绿豆。寒性或凉性的药物和食物具有清热、泻火、凉血、解毒的作用。凡能够减轻或消除寒症的药物和食物，性属于温性或热性，如干姜、丁香、辣椒、狗肉。温性或热性的药物和食物具有温里、散寒、助阳、通络的作用。药膳要针对体质的寒热不同而辨证用膳。

药膳以调配合理适用为原则。在应用药膳过程中，强调其合理性、完整性。从保健药膳的角度来说，就要求食用可口、不苦，易于被人接受，且多吃不至于导致身体的不适。

药物与食物调配必须遵循中医药的理论原则，违反其调配原则不但无益，反而有害。食物都有营养的作用，药物都有纠正身体偏差的作用，但是必须结合自身的情况补养。如羊肉含有很高的营养价值，对于气虚、疲乏无力补益作用很好，但唐代医学家孙思邈说“六月食羊肉，伤人神气”。这是因为羊肉热性助阳，夏季吃了很不合适，宜冬季食用。在配膳方面羊肉宜与性温热的食物、药物同用，而不宜与性寒凉的药物、食物同用。

药膳以传统烹饪技术为手段。药膳的一个显著特点是能食用，既要可口，又要有保健作用，因此按中餐的烹饪技术进行料理，融药物作用和食物美味于一体，可采用多种制作手段和方法，如炒、蒸、煨、煮、炖、烧、卤等。如元代《饮膳正要》载的鲫鱼羹，就是将鲫鱼去鳞、洗净，鱼腹内放入陈皮、砂仁、大蒜、胡椒、泡椒、葱、盐、酱油，先将鱼置锅内煎熟，再加入适量水，炖煮成羹而成。此药膳适宜于老年人因脾胃虚寒所致慢性腹泻、慢性痢疾。

制作药膳时，向来注重其色香味形，这有利于调动胃口，增进食欲。

药膳以健体强身为目的。药膳具有扶正固本、抗老延衰的作用。其选用的药物一般均是补虚强壮药，如当归、人参、杜仲、莲子；选用的食物也大多滋补作用好、作用快，如羊肉、鸡、鸭、海参。实验研究证明，具有强壮作用的人参、黄芪能增强机体生理功能，改善细胞的新陈代谢和营养，增强免疫机能，增强吞噬细胞的功能，延缓细胞衰老而抗老延年。

在选择药膳时，需把握以增进健康为目的。虽然食物均有营养价值，但因个体差异不可一概而论。补的方法很多，老年人以缓补为宜。

注意药物与食物的禁忌。滋补性的药物和食物对人体都是有益的，但是并非对人体有益的物质就可以随便食用。例如人参是很好的滋补强壮药，能大补元气，补益肺脾，安神益志，生津止渴，凡以气虚为主的身体虚弱均可应用；但却不宜与茶叶同用，因为茶叶中含有鞣质，能抑制人参中的营养成分人参皂甙被人体吸收，从而降低人参的补益作用。此外，甘草忌猪肉；地黄、何首乌忌血、葱、蒜、萝卜；茯苓忌醋，等。关于药物与食物的禁忌在《本草纲目》中多有记载。

注意药物、食物的寒温性质。一般来说，寒性食物、药物配制的药膳宜于夏季及温暖日子食用。温性食物、药物配制的药膳宜于冬季及寒冷日子食用。药膳不同于药物。药物中的方剂有时为了更好地适应病情的需要，将不同性质的药物配在一起应用；而药膳作为食品运用，一般不宜将性质明显相反的两种物质同用。

注意药物、食物的制作特性。由于药膳兼用药物、食物，在制作方法上必须恰合其特点。例如滋补中药熟地、何首乌是乌须黑发，延缓衰老的主要药物，在制作方面不能用铁锅，否则会使药材变色，药物所含的成分可与铁发生化学反应。又如老母鸡炖烂后再加入天麻稍炖即可，否则失去防治头晕的作用。这是因为天麻的有效成分遇高热以后遭到破坏，炖煮的时间越长，效果越差。

注意药物、食物的剂量比例。药物、食物的主次原则是“以药配膳”，使人在不自觉的食养中达到保健、强身、防病的作用。大补作用的药物剂量一般不宜过大，防老年人虚不受补。影响脾胃功能的药物，食物剂量不宜过大。

注意药物、食物的食用特性。具有祛邪作用的药物不宜久食，这是因为长期食某种物质会导致体内某种物质的过剩或不足，也易产生新的不适。例如冬瓜减肥，同时又利尿，过食则乏力。山楂能减肥，非肥胖人不宜多吃。在食用方面某些药膳要防止矫枉过正。药膳不是万能的，还需根据自身的情况采取多种综合疗法。

6. 中药如何进补

中医认为对脸色苍白、身体虚弱、月经不调的女性，无论是中西医，都认为要多注意饮食，或服用营养品、保健品等来调理。就中医学而言，“进补”就是调理的一种方法。因为进补的目的是补充人体的营养，调节和改善生理功能，增强机体的抗病能力，使人体的正气充足，驱病强身、抗衰防老、延年益寿。

由于每个人的体质不同，女性要通过中药来调理，增强体质，得先了解自己的体质，才能取得良好的调理效果。

基本上，中医学是把体质分成四种类型，以用中药来调整。

气虚要补气。表现为脸色苍白、精神不振、说话声量小，动不动就出汗、感冒；或有很多白带，月经会提前、量很少；或者是胃口不好，吃一点东西肚子就发胀。

对这种气虚的体质，就可用一些补气的药物调理，如人参、白术、红枣、甘草用来炖鸡或排骨以补气。当气够的时候，脸色就会变好，也不容易感冒。

血弱要补血。一般是脸上没有血色，嘴唇指甲比较苍白，头晕眼花，站立起来头会晕、心悸，容易失眠、精神不好、月经不调等。这些是女性最常见的身体虚弱情形。

属“血弱”体质，就可用一些中药来补血，如用熟地、白术、当归、龙眼皮、阿胶、川芎等中药或药丸炖鸡、炖排骨、炖鱼。女性在月经过后，若没有什么不舒服，只想补血也可用此方法。

阴虚用凉补。阴虚俗称虚火，身体一样会头晕、耳鸣、觉得腰酸背痛、睡眠不好，容易感到口干、咽躁，觉得很烦，手足心热容易出汗、容易做梦。有这种体质的女性，会出现月经不调的现象，身体比较瘦，吃什么东西都胖不起来。

由于这种阴虚体质的脉搏比较快、舌头比较红，身体肌肤有灼热的感觉，中医一般会用凉补。常用的中药有生地、天冬、麦冬、沙参、西洋参、鳖甲、莲子、薏仁、玉竹等。

阳虚要补阳气。阳虚体质是畏寒、怕冷、四肢不温，甚至冰冷；会腰酸、腿软、频尿，月经延后且量比较少，身体会有发麻等状况。

对阳虚体质，中医一般常用的中药有附子、肉桂、补骨脂、菟丝子、肉苁蓉、鹿茸等中药，来补阳，待阳气恢复后身体就比较不怕冷。

这四类气血阴阳的虚，有时候会单独出现；有时候也会合并两种出现；会出现气血两虚，甚至病久时还会寒热夹杂。身体比较虚弱，体质也比较复杂时，就一定要请中医师帮你诊断，找出问题出在哪里，再吃一些补药。这样比较省时间、比较对症，也没有副作用。

7. 补养要注意“五忌”

有一些人在服用补品以后出现口干舌燥、咽喉不适、头昏目胀、胃脘胀满、舌苔增厚、食欲不振、心烦失眠等现象。这可能就是人们所说的“虚不受补”。为什么会出现“虚不受补”的现象呢？常见的有以下原因：

忽略辨证。中医强调辨证进补，对人体的虚弱症状需要进行全面观察和综合分析，判断出虚症的性质以及虚症的部位，据此确定相应的进补办法，选择适宜的补方和补品。如果病情不清，诊断不明，或不经辨证，或辨证失误，就可造成补而不当。

忽视个体。每个人的体质不同，年龄、性别、职业、习俗也不同，个体差异很大；寒热强弱，耐受力大小，千差万别。所以进补一定要因人而异，切忌一概而论。应该根据每个人的具体情况，有针对性地适度进补，有的放矢，这样才能补之有效。

忽略时令。进补必须重视季节时令。传统观点进补宜在冬季进行，尤其是冬至以后的三九、四九、五九。这是由于冬令精气封藏，服用补品容易吸收并可减少排泄。当然并不是说进补一定要在冬季，体虚就可补；但必须顾及时令的气候特点，例如春季阳气上升，夏季炎热酷暑，秋季燥气当令，用温性、热性的补阳药品食品，就容易引起“上火”，出现口干、舌燥、咽痛，甚至鼻出血等征候。

用药不当。药性不明，选药不精，理应清补而以滋润。该当缓补却药力过强，或药量过大，使机体难以承受，也可引起不良反应。目前市场上的各种补品和补药，有的确有疗效，有的可能言过其实，选购时务必注意药性及药物的含量，以防补用不当。

不重脾胃。补品发挥其作用，全赖脾胃功能的正常与否。体虚之人，脾胃功能相对衰退，如果一味投补，既不能适合人的口味，又超过了脾胃的承受能力，影响吸收、消化，就会造成食欲减退、脘腹胀满等后果。

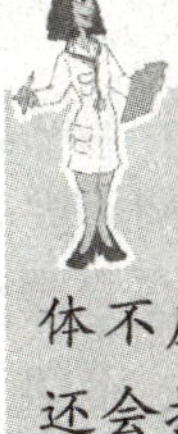

健康小贴士

总的来讲，身体虚了，具有虚症，可以适当进补；如果身体不虚，没有虚症的表现，则不必进补；硬补、误补非但无益，还会扰乱人体气血阴阳的平衡，引发某些病症。为避免出现“虚不受补”的现象，欲进补者最好事前向当地中医专家作一次咨询，在医生指导下进行。

8. 应合理使用补药

中医认为中药有很多补剂，其种类有丸（如全鹿丸、龟鳖丸）、散（参粉）、膏（参芪鳖甲膏、十全大补膏）、丹（少还丹、定坤丹）和药酒（如人参酒、鹿茸酒）等；近年来还出现了很多新剂型，如各种滋补性冲剂、片剂、胶囊及口服液等，名目繁多。品种、剂型虽多，总离不开人参、鹿茸、龟、鳖、黄芪、枸杞、何首乌等，使用时必须有的放矢，不可盲目滥用。

补药是中医治疗“虚症”的药物。如“气虚”者用益气药，如人参、黄芪等；“血虚”者用补血药，如阿胶、当归、紫河车等；“阴虚”者用滋阴药，如龟、鳖、枸杞子、沙参等；“阳虚”者用滋阳药，如鹿茸等。这四种药物虽均属补益药，但药性及功能各异。如果不分清其寒热属性，闻补则服，必将造成不良后果。

如何合理地使用补药？误服药后又会有什么不良后果呢？

首先要分清是“气虚”、“血虚”还是“阴虚”、“阳虚”，对症服用。如：对“阴虚”病人应让其服西洋参、枸杞子、生地等益气养阴药；若误用补气或温阳的药物，如红参、黄芪或鹿茸等，则可出现流鼻血、血压升高、面红升火、头昏头痛、大便秘结等症状。这是因为这类药物性味甘温助热，能消耗机体的阴津。相反，对“阳虚”的病人则需服红参、鹿茸、十全大补膏等补气温阳药，以振奋阳气；若误用了滋阴养血药如枸杞子、生地、当归及首乌延寿膏等，则会影响到脾胃的消化功能，使食欲下降。

其次是不能偏信补药。有的人身体稍有不适则认为是体虚所致，于是各种补品一齐服用。殊不知“甘能满中”，几种甘温滋腻药同吃或服用得太久，使脾胃的消化功能减弱，出现不思饮食，甚至腹胀，身体反而因此虚弱。如果在这种情况下误认为是“虚象”严重，进一步加大补药剂量则是错上加错了。

服补药前一般要治愈原有的疾病，特别是外邪入侵所引起的发热、恶寒等病。因为这时服用补药，往往会有“闭门留寇”之虞，反使病情缠绵难愈。

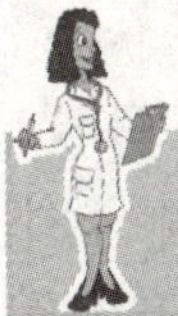

健康小贴士

补药不是任何人都需要服用的。补之得当，可以起到强壮身体的作用。误服了补药，不但不能治病和强身，反而有损身体的健康。

9. 如何进行虚补

我国民间流传着“三九补一冬，来年无病痛”、“今年冬令进补，明年三春打虎”等谚语，这是我们的先人在长期的劳动生活实践中摸索、总结出来的养生防病经验。它告诉我们，在冬季合理服用滋补食物及药物，能补充人体必需的营养物质，调节和改善生理功能，增强体质，提高人体的免疫功能。

每年农历的十月、十一月、十二月习惯上称为冬三月。从立冬到立春这一段时期，我国多数地区寒风凛冽、大地冰冻，花草枯萎、蛇虫蛰伏，整个自然界一派阴盛阳衰、万物封藏的景象。根据“天人合一”、“天人相应”的观点，人体为了适应这种变化，阳气也会闭守于体内。冬至之后，阴气开始消退，阳气逐渐生长，活泼的生机开始萌发。选择冬时进补，可以收到更大的补益效果。所以，历代养生家主张进补应在冬令时节进行，并应从冬至开始。因为冬至这一天为“一阳方生”之时，这一天起为受补的最佳时间，人的胃肠最能吸收“真气”而化成“元气”。但这并不是说其他季节不可进补，只要根据身体的具体情况，因时制宜地进补，也是最佳的进补选择。比如，“冬病夏治”即是一种好方法。下面仅说明哪些人需要冬令进补。

阳气虚弱者。每当冬令到来，阳气虚弱者常常会流清水鼻涕、手足冰凉，易生冻疮，小便清多、夜尿频频、大便溏稀、阳事不举等。这类人应在冬三月里，用熟附子、干姜、辣椒、人参、羊肉等共炖食之，还可加服金匮肾气丸，以期阳气生发。一旦阳气焕发，疾病不治自除。

防春夏病者。在一年之中，春夏两季是最容易患病的季节。按照中医所持的“正气存内，邪不可干”、“邪气入内，其气必虚”的观点，冬天调养得好，春夏发病也少。这也是不少人的防病要诀。所以，凡是春夏两季易生病者，不妨在冬季注意进补，以高蛋白、高热量的食补为宜；也可用各种鱼类及牛、羊、狗肉加放中药人参、黄芪、桂圆、红枣等，或做汤，或为膳。只要肠胃吸收好，进补后定会使人储备更多的能量，从而增强体内的免疫抗病能力。

易冬患病者。一些慢性病，如慢性支气管炎、冻疮、尿多症等，每逢寒冬易发。这些在中医看来属于肾气亏虚、阳虚外寒的病症，最好的调治办法也非冬令进补、“温药和之”莫属。如熟附子、肉桂、肉苁蓉、海马、海狗肾、人参、甘草、枸杞子等皆可使用；也可用生姜羊肉汤调治咳喘，附子、生姜、桂枝汤调治冻疮等。

养生益寿者。养生益寿除了要注意起居、调养精神外，善于进补也是重要的一环。原则上是缺什么补什么，有不足就要补充。比如用脑多者应常以核桃肉补之；体力消耗大者，要及时补充鸡、鱼、肉、蛋。至于补多少与怎么补，那就要因人而异了。

总之，凡是先天不足、后天失调、久病体虚、劳作过度、劳神内耗、亏虚早衰者，均为冬令进补的对象。

另外，为了取得最佳的进补效果，每天的进补时辰也要选择。中医认为，人体有阴阳、昼夜消长的规律，白日主阳、夜间主阴。从午夜起阴气渐衰而阳气开始生发并渐渐趋于旺盛，到次日天上午达到高峰；而午后阳气渐衰阴气渐长，到当日午夜最旺。所以，早晨最需要阳气的激发力量，傍晚则迫切需要增强阴气的抑制功能。因此，晨服补阳、补气的补药，晚食滋阴、养血的补药，将会取得最佳的进补效果。

10. 滋阴补血类抗衰老方药的功能

《灵枢·痈疽篇》云："津液和调，变化而赤为血。"故中医认为人体津液即为血液的重要组成部分。血为人体之有形成分，化生于脾，储藏于肝，为心所主，为脾所统。血滋五脏六腑，可影响人体寿命的长短。滋阴药多能补血，而补血药多能滋阴，故统称滋阴补血类中药。其作用如下：

改善造血机能。阴血为有形之物，如阴血耗损过多，就可能出现面色萎黄、头晕眼花、口鼻咽干燥等症状。现代研究证实，滋阴补血药能通过促进或改善造血功能，升高血细胞等，而填充阴血。如何首乌能促进血细胞的新生发育，鳖甲能提高血浆蛋白量，四物汤则能促进急性贫血患者的血细胞再生，女贞子、生地、麦冬等滋阴补血药都能升高外周的白细胞。

改善代谢功能。人体代谢功能失常是造成早衰的重要原因之一。

而血液可沟通全身脏器，供给营养，带走代谢物质。

滋阴补血类中药除能通过改善造血机能而濡养阴血之外，还能直接影响代谢功能。如龟板、玄参、生地等能调整核酸的合成率，何首乌、当归等能降低胆固醇、降血脂，而石斛、玄参、地黄等还能降血糖。如此可改善人体代谢失常，协调脏器功能，从而起到抗衰老的作用。

增强免疫功能。现代研究结果表明，滋阴补血药大多有提高网状内皮系统吞噬能力的作用，能增强细胞和体液的免疫功能。如山茱萸、阿胶等能促进淋巴细胞转化，女贞子、枸杞子等能增强体液免疫，而四物汤可促进淋巴细胞转化，从而起到抗衰老的作用。

美发明目功效。中医认为发为血之余，阴血不足就易产生白发、脱发等现象。又认为肝开窍于目，肝血不足，就易产生两目昏花等症状。因此，常用滋阴补血药何首乌、女贞子、旱莲草等可乌须黑发；常用枸杞子、女贞子、石斛、人乳等滋养阴血而明目。

11. 固涩安神类抗衰老方药的功能

中医认为精液外泄宜固涩，神气外越宜收敛；尤其是进入老年之后，保精养神至关重要。固涩安神药正是通过保精养神而具有抗衰老作用的。

固涩安神类抗衰老药的作用：

收涩固脱作用。中医认为人体的血、精液、津液等是维持脏腑机能的重要物质基础，受大汗、泄泻、遗精、崩漏等因素的持续影响，人体的脏腑易受到损害。而固涩类抗衰老中药多味酸涩，有收敛之效，故而有敛汗、固精、止泻、止血、敛肺气、缩小便等功能。

对中枢系统的作用。固涩安神类抗衰老中药，能作用于中枢神经系统。如琥珀、远志等对中枢神经有抑制作用；而五味子则能调节中枢神经，使大脑皮层的兴奋与抑制趋于平衡；茯苓和酸枣仁等有明显的镇静、催眠作用。因此，这类中药常具安神作用，使神气得养安，从而延年益寿。

对心血管系统的作用。中医认为心主血、神。固涩安神药如五味子能强心，金樱子能抗动脉硬化，从而起到改善心血管功能的作用。故本类抗衰老中药又可通过调整心血管系统功能而产生养心安神作用，从而达到抗衰老的目的。

12. 健脾益气类抗衰老方药的功能

中医认为脾主运化，统摄血液，输布水谷精微，乃气血生化之源，滋养五脏六腑，为“后天之本”。现代研究证实人体的水液代谢、能量代谢、免疫功能、消化功能、内分泌功能以及血液、神经系统均与“脾”、“气”密切相关。

增加免疫功能。中医认为脾主升降出入，化生气血。脾虚则会使正气不足，免疫功能低下。故有“老者气血衰，其肌肉枯，气道衰，五脏之气相搏，其营气衰少而卫气内伐”之说。健脾益气类方药可通过补脾益气而改善人体免疫功能。如黄芪、党参能增加网状内皮系统的吞噬能力，黄精有增加4细胞数及延长4细胞寿命等作用。

调节神经内分泌功能。脾为后天之本，脾虚则气血生化失常，又可引起中枢神经及植物神经功能紊乱，还可导致内分泌功能失调。健脾益气药可通过补脾益气血，而调整神经系统及内分泌功能。如人参可以通过调整大脑皮层的反应能力而提高脑力和体力，还可以通过刺激垂体分泌性腺激素而提高性腺机能；茯苓、灵芝等则能通过抑制神经系统而起镇静作用。

改善机体其他功能。中医认为脾生化气血，气为血之帅，血液的运行取决于脾气的健运与否。因此心肌的运动、血液的循环均与脾气的运行有关。现代研究结果表明，人参能够扩张冠状动脉血管，增加冠脉血流量，从而改善心肌的缺血状态，同时可增强心肌收缩力，纠正心律失常。其他健脾药如灵芝、黄芪等也有类似作用。脾为生化之源，肺为主气之枢，脾气虚则可导致肺气虚。因此一些呼吸系统疾病往往可运用补脾的方法而得以治愈。如健脾益气药甘草就有显著的止咳平喘作用，同时还能增加肺活量。

脾主运化，因而与消化系统功能密切相关。脾虚则消化、吸收功能均会减退。健脾益气药多有促进食欲，促进胃肠运动及调整胃肠功能紊乱等方面的作用。如茯苓可松弛肠管、降低胃酸，从而预防溃疡的发生；苍术、白术等可加强肠蠕动，从而改善消化吸收功能。

13. 补肾壮阳类抗衰老方药的功能

《医学正传》说："肾元盛则寿延，肾元衰则寿夭。"自古以来，补肾壮阳一直为延缓衰老，延养益寿的重要方法之一。因此，这类方药为数众多。其作用机制可概括如下。

调节肾上腺皮质功能。中医认为，肾为先天之本，肾阳虚衰，可致人体机能低下。《素问·上古天真论》指出：女子 35 岁、男子 40 岁以后肾气渐衰，生气日减。可见衰老与肾阳虚密切相关。现代研究表明，肾阳虚患者 24 小时尿 17－羟皮质类固醇含量普遍低于正常值。而补肾壮阳中药巴戟天、淫羊藿、仙茅等均能促进肾上腺皮质激素的分泌，调整老化的垂体及肾上腺的组织形态，改善肾阳虚者的肾上腺皮质功能，起到抗衰老的作用。

调节性激素及促进性腺机能。中医认为肾主藏精，主生殖及生长发育。性功能衰退、生殖腺萎缩也是造成衰老的主要原因之一。淫羊藿、蛇床子等许多补肾壮阳中药都具有促性腺等作用。不少补肾壮阳中药含有性激素。如鹿茸中就含有雄性激素，紫河车则含多种性激素。因此，此类方药与其他补益类方药的功效就有显著差异。如温补肾阳的补肾益寿片可以提高老年人的血清睾丸酮含量，而健脾补益的四君子汤则无此作用。

提高免疫力。肾为先天之本，又为五脏之根。肾阳虚衰，可导致五脏皆衰，免疫功能低下。现代研究表明，巴戟天、羊肾、冬虫夏草、淫羊藿、菟丝子等补肾壮阳药均有提高机体免疫力的作用。其中淫羊藿、冬虫夏草、菟丝子等能加速抗体的形成，提高淋巴细胞的转化率。由此可见，补肾壮阳类中药也可以通过提高机体免疫功能，使五脏趋于相对平衡，从而达到抗衰老的目的。

调节神经内分泌免疫系统。下丘脑是机体重要的整合中枢，也是神经内分泌系统与免疫系统联结的枢纽。现代研究表明，下丘脑在下丘脑－垂体－肾上腺－胸腺轴（HPCT）中的地位和作用，与肾阳在命门学说中的地位和作用十分相似，同时证实肾阳虚的主要调节点可定位于下丘脑。

改善呼吸功能。中医认为肾主纳气，故云肺为气之主，肾为气之根。如年老体弱，肾阳虚衰，气失摄纳，就会出现气喘咳嗽等衰老症状。补肾壮阳中药通过激发肾脏阳气，提高垂体－肾上腺皮质功能，调整衰老者体内紊乱的植物神经，从而改善呼吸代偿功能，达到纳气平喘的作用。例如，淫羊藿可提高实验动物的耐缺氧能力，而巴戟天则能增加甲状腺功能低下实验动物的耗氧量。补肾壮阳类中药可通过激发肾脏阳气，改善衰老者气失摄纳的现象，从而达到抗衰老的目的。

改善泌尿系统功能。肾为水脏，主管调节机体水液代谢，与膀胱互为表里，赖之于气化。而衰老者往往肾阳气虚，气化功能不足，易产生小便不利或夜尿频繁等症状。补肾壮阳中药如巴戟天、蛤蚧、海马都能通过补肾阳而助气化，从而改善肾阳虚者泌尿系统的功能。

改善机体的组织。中医认为肾主骨生髓，衰老者肾阳虚衰、肾精亏损，不能充养骨髓和脑髓，年长日久，可导致腰弯背驼，易于骨折，或产生骨质退行性病变。补肾壮阳类中药巴戟天、杜仲、淫羊藿等能促进骨痂的生长，使骨质增生者退化的骨质得到修复和填充。

14. 冬令进补有“六戒”

（1）戒乱进补。首先，应该了解自己该不该补，属于何种体质，属于何脏何腑有虚。一般而言，中年人以补益脾胃为主，老年人以补益肾气为主。但具体到个人，又有气虚、血虚、阴虚、阳虚、气血阴阳共虚等不同。最好在有经验的中医的指导下判定，这样才能有的放矢，不犯虚虚实实之戒。

（2）补而戒腻。对于身体状况不太好、脾胃消化不良者来说，首先是要恢复脾胃的功能。只有脾胃消化吸收功能良好，才能保证营养成分的吸收，否则服再多的补药也无济于事。冬令进补不要过于滋腻厚味，应以易于消化为准则。

（3）补而戒偏。中医认为，气与血、阴与阳虽然是互相对立的两个方面，但是又互为生长。冬天进补时也应注意兼顾气血阴阳，不可一味偏补，防止过偏而引发其他疾病。

（4）外感戒补。在患有感冒、咳嗽等外感病症时，不要进补，以免留邪为寇，后患无穷。

（5）对于补药，不要抱着越贵越好的想法。中医认为，运用得当，大黄可当补药；服食失准，人参即为毒鸠。

（6）戒唯补药而补。对于想健身长寿者来说，光靠补药不是好办法，还要注意锻炼、调整饮食、多用大脑、避邪就静等。

进补还要注意一些禁忌：

①阴虚者不宜服人参、鹿茸。因为阴虚之体本属阴精不足、阳热偏亢，若误服人参，则更促阳热。阳热愈盛愈伤阴精，阴愈不足，只会加重阴虚阳盛的病情。鹿茸性味甘咸温，为温补肾阳的代表药物，它盛阳而伤阴，故阴虚者亦不宜服鹿茸。

②阳虚者不宜服生地和白木耳。因为生地性味甘而微苦寒，有清热凉血、养阴生津的作用，可治热证或阴虚有热之证。若阳虚征候误用生地，只会使阳气愈虚而加重病情。白木耳性味甘平无毒，可滋肺润肠、清热养阴，系甘润养阴之品，故阳虚患者不适用。

③补药用量视病情决定，如虚弱得很厉害，用量可大些；反之，用量应小些。因为补药用量过大，会引起胃部胀闷和食欲减退。

④不要随便吃土人参一类的补品。这类植物品种很多，有的甚至含有剧毒成分，若随便服用，易引起中毒，甚至发生恶果。

15. 哪些中药可以壮阳

中医认为肾主生殖，内寄命门之火，主藏精，开窍于二阴。肾阳气的盛衰直接影响男性性功能的强弱。肾阳气充足，则阳事举而坚实；肾阳气虚，命门火衰，则作强无能，而易导致阳痿等性功能障碍。因此通常把中药具有补肾之阳气，进而增加性功能的药物，称为壮阳药。

通过中药药理实验证明，中药壮阳机理是通过改善内分泌调节功能而起作用的，并发现有些温补肾阳的中药具有类似肾上腺皮质激素样的作用。这类药物主要有：鹿茸、鹿角胶、狗鞭、海狗肾、海马、蛤蚧、紫河车、肉苁蓉、锁阳、巴戟天、补骨脂、杜仲、菟丝子、仙茅、淫羊藿、韭菜籽、狗脊、山茱萸、蛇床子、雄蚕蛾、阳起石、硫磺、五加皮、人参、肉桂、附子、覆盆子等等。这些药物除都有补肾壮阳的共同特点外，还有其各自特点，在使用时一定要根据病情，弄清病因，掌握好壮阳药物的应用范围，并在中医师的指导下有选择地合理使用，才能取得比较好的疗效。反之，不分青红皂白的乱服壮阳药，不但起不到应有的作用，还会耗伤阴液，而适得其反，那就得不偿失了。

16. 中医中药对阳痿有何疗效

中医把阳痿又称为“阴痿”。中医理论认为肾主生殖，内寄命门之火，主藏精，开窍于二阴。因此，肾气的盛衰直接影响到男性性功能的强弱。肾气盛乃精气足，则阳事举而坚实；肾气虚损，命门火衰，作强无力或阴精亏损，宗筋失于濡养，则阳事痿而不用，故肾虚是造成阳痿的主要原因之一。命门火衰，多见于老年人；而肾阴亏耗，则多见于强壮年人。中医认为，阴虚与多脏器有关联，因此其发病不仅与肾密切相关，也涉及其他脏腑，病因病机较为复杂。如肝气郁结、情志不畅、形体肥胖、湿热下注、用脑过度、心脾两虚等多种因素，都可导致阳痿发生。在阳痿的分类上各家也有所不同。现代中医临床一般将阳痿分成以下四型，进行辨证治疗。

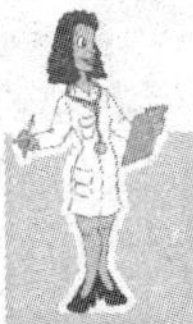

健康小贴士

（1）肾阳不足型

患者表现为：面色光白无华，精神萎靡，形寒肢冷，腰膝疲软乏力，腰背畏寒；或伴有滑精，小便频数，头晕耳鸣等症；舌淡胖而嫩，边有齿痕，脉见沉细，尺脉弱。治宜温肾壮阳，常用右归丸加减。

（2）心脾两虚型

患者表现为：心悸健忘，失眠多梦，形体消瘦，食欲不振，疲软无力，腹胀便溏；面色萎黄或苍白等症，舌淡白，脉细弱无力。治宜补益心脾，常选用归脾汤加减。

（3）肝气郁结型

患者表现为：性情急躁，心烦易怒，胁肋不舒或胀痛，伴睡眠多梦；食欲不佳，便溏不爽等症；舌苔白，脉弦。常用逍遥散加减。

（4）湿热下注型

患者表现为：阴囊潮湿瘙痒坠胀，甚或肿痛；小腹及阴茎根部胀病，小便赤热灼痛，腰膝酸痛；常伴有遗精、口干、口苦等症，舌红苔黄腻，脉弦滑。治宜清热利湿，常选用龙胆泻肝汤加减。

以上各型阳痿，除用汤药外，还可在医生指导下酌情对症选用中成药。

17. 西洋参可养生

据传统中医理论记载，西洋参“益肺阴，清虚火，生津止渴”。西洋参原为野生品，因稀缺价昂，被人们称为“绿色黄金”。

研究发现，西洋参的主要成分是人参皂甙与精氨酸、谷氨酸、天冬氨酸等18种氨基酸。上述成分对大脑有镇静作用，对神经中枢则有中度兴奋作用。凡有肺阴不足之咳嗽喘促、胃燥津伤之咽干口渴，最适宜用之。西洋参还适用于虚烦躁火、咽痛失音、倦怠乏力以及食欲不振等症。

现代医学分析其化学成分认为可以提高免疫力、预防感冒、提神、易脑、强心，具有抗疲劳、耐缺氧等作用。经研究表明：西洋参对高血压、心肌营养性不良、冠心病、心绞痛等心脏病均有较好的疗效，尤其适用于改善心脏病引起的烦躁、闷热、口渴；可减轻肿瘤患者放射治疗和化学治疗引起的不良反应，如咽干、恶心、消瘦、白细胞减少、胃口不佳、唾液腺萎缩，并能改变机体应激状态，减轻胸腺、淋巴腺组织萎缩等作用。西洋参还能使抗免疫力低下者外周血白细胞减少，和增强正常和免疫功能低下者网状内皮系统的吞噬功能，同时能促进免疫功能低下者淋巴细胞的转化，说明西洋参具有提高免疫力的作用。

在治病健身方面，西洋参有其独到之处。中医认为其最适宜气阴两虚有热度的病人，其特点是不热不燥。但西洋参的食用也存在禁忌，畏寒、肢冷、腹泻、胃有寒湿、脾阴虚弱、舌苔腻浊者忌用。具体服法：

西洋参切片或参须3克、菊花0.5克，沸水冲饮。具有滋阴生津、清热明目之功效。

西洋参切片或切段或参须 3 克、麦冬 1 克，加水煮沸后用文火炖煮约 1 小时，饮汁，可增强西洋参滋阴、生津、润肺之功效。

西洋参蜜枣茶：将西洋参切片或切段或参须 10 克，放入焖锅炖，待水沸后将蜜枣放入，用中火煲约 1 小时。此方能平肝火、清肠热，老少皆宜。

西洋参蜂蜜汤：取西洋参片或参须 10 克，加水文火炖煮，直至有参味，凉后倒出参汤，加蜂蜜 50 克，冰糖 20 克调服，可祛火、防暑、清肠胃之火。

18. 对肝肾损害的中药有哪些

（1）伤肝的中草药。在选择中草药进补时，要特别注意某些中药对肝脏的毒性很大。这类中药如果炮制方法、给药途径、剂型、剂量不适当，则会引起药源性肝病。能引起药物性肝病的中药种类主要有如下几类：

致一般性肝损害：长期或是超量服用姜半夏、蒲黄、桑寄生、山慈菇等可出现肝区不适、疼痛、肝功能异常。大剂量服用天花粉或注射其制剂可使肝功能受损，个别病人还可出现肝脾肿大。

致中毒性肝损害：超量服用川楝子、黄药子、蓖麻子、雷公藤煎剂，可致中毒性肝炎，出现黄疸、肝肿大、肝区疼痛症状。

致肝病性黄疸：长期服用大黄或静脉滴注四季青注射液，会干扰胆红素代谢途径，导致黄疸。

诱发肝脏肿瘤：土荆介、石菖蒲、八角茴、花椒、蜂头茶、青木香、准木通、硝石、朱砂莲等含有硝基化合物，均可诱发产生肝癌。

（2）伤肾的中草药。已发现近50种中药对肾脏有毒性，主要分为三类。

第一类为植物类中药，有雷公藤、草乌、木通、益母草、苍耳子、苦楝皮、天花粉、牵牛子、金樱根、土贝母、马兜铃、土荆芥、巴豆、芦荟、铁脚威灵仙、大枫子、山慈菇、曼陀罗花、钻地风、夹竹桃、大青叶、泽泻、防己、千里光、丁香、钩藤、补骨脂、白头翁、矮地茶、苦参、土牛膝、棉花子、腊梅根等。

第二类为动物类中药，有斑蝥、鱼胆、海马、蜈蚣、蛇毒等。

第三类为矿物类中药，有含砷类（砒石、砒霜、雄黄、红矾）、含汞类（朱砂、升汞、轻粉）、含铅类（铅丹）和其他矿物类（明矾）等。

比如雷公藤含有多种生物碱和双花类三环氯化物及细胞类烷化剂，毒性大，可致心、肝、肾、神经等多系统疾病。因此，要严格掌握适应症和用法、用量，尽可能避免发生中药的药性损害。

19. 服用中药应注意哪些问题

中医治病，对于药物煎煮、服用方法很是考究，这里归纳几点须知。

（1）要谨防霉变中药。特别是中成药最易霉变，霉变的原因除药物本身含糖类物质较多容易霉变外，还由于它是蜜丸、浸膏、冲剂、散剂、水丸，都有霉变可能。另外，还可能因制药的时间过久，运输过程中破损，保管不善等致使中药发霉。如发现中药有霉点、霉灰、塑料袋鼓气的，应停止使用，以防中毒。据有关资料表明，有些霉变有致癌的黄曲霉素。

（2）忌用铁器煎煮。煎煮中药宜用陶瓷罐，铜、铝制品其次，切忌用铁器煎煮。因为陶瓷化学性能稳定，在药物水煎复杂的化学反应中，不会“干扰”药物的合成或分解，不影响药的疗效。而铁器极易同中草药（如大黄、何首乌等）内所含的鞣质、甙类等成分起反应，以致改变药性，造成失效或反作用，有碍健康与治病。

（3）不要用开水煎中药。植物性中药的有效成分均分布在植物细胞中，如用开水煎煮，容易使细胞中的蛋白质、淀粉等物质凝固，而造成植物细胞不易破裂，即使破裂，药物的有效成分因凝固而不易释放，无法充分发挥其药效。煎中药前，应先将药物用冷水浸泡一段时间，这样在煎煮时，随水温逐步升高，细胞慢慢膨胀破裂，使蛋白质及淀粉等物质逐渐分解而溶入水中，不会阻滞药物的有效成分的渗出，有利疗效更好发挥。

（4）最好站着服药。中药，特别是中成药，站着服用会使吞下的药物随着开水送服而直接到达胃和肠道，并为肠道和胃充分吸收。而也有一些人服药常是坐着或半卧着，这样服下的药物（片剂、胶囊、丸剂）容易粘附在食道壁，到达胃与肠道的药量就会相对减少，影响药物的效能；因为口服药品吸收的主要部位是胃与肠道。

（5）掌握药物剂量。药物剂量是根据病者的年龄、体重、病情而定的，不能随意增减，以免引起用量过大或是不足而带来的严重后果。

（6）留心药物的反作用。某一药物对一种疾病有利，而对另一种疾病却有害，因此要多方面顾及，不可单打一。如用小苏打或颠茄来中和胃酸、治疗胃痛时，就要注意对肾炎而有浮肿病人与心力衰竭病人有害。因小苏打的含钠量会抵消肾炎长期限制盐的效果，而颠茄酊会诱发隐性的青光眼疾病。

20. 藏药浴

药浴的藏药共有11种，其基础都是在著名的藏药“五味甘露汤”基础上加减而成。其中，有治疗高血压的、降脂的，有治疗皮肤病的、有减肥的、有消食醒酒的、有益寿延年的，等等。泡在暖暖的带有一股特殊药香味儿的水里，竟可治病。世界屋脊的青藏高原平均海拔4000米，那里山峰耸立，人迹罕至，是地球上难得的净土。在那儿生长的藏药均具有极强的生命力，所制成的藏药更是具有供氧力强、活血祛淤效果好等特点。藏药在治疗心脑血管病、肝硬化、胆囊炎、萎缩性胃炎、结肠炎等方面的功效已被世界医学界公认。藏药浴是藏医一种特效的传统疗法，可在藏医的调配下制成一百多种方药用于不同疾病的治疗。它是在热能的作用下，通过皮肤直接吸收药物，进入血液输布全身而发挥药效作用，可促进血液循环、扩张血管，改善周围组织营养、激发机体自身调节功能等。据研究，它对类风湿性关节炎、各种肝脏疾病、偏瘫、痛风、白癜风以及炎症、水肿等疗效尤为显著。近年来，还有很多人将其用于美容和减肥。

21. 为什么藏药珍贵

也许是受到西藏自然条件及民族习俗的影响，藏药中常常大量使用矿物药，金、银、铜、铁、珊瑚、玛瑙、金刚石、绿松石、珍珠等皆可入药。有人说，这一特点正是藏药区别于一般中药、西药而具有独特疗效且异常昂贵的重要原因。由于采用了这些珍贵稀少的珍宝类药物，所以人们也称这些藏药为“珍宝丸”。

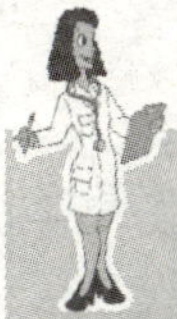

健康小贴士

藏药的许多配方都在25种以上。在中医、西医的理论中，这些“珍宝”大都是有毒的，但为什么配到藏药里不但无毒，反而有益了呢？人们把其中的原因归结为藏药独特的炮制方法。

藏药珍宝丸的炮制工艺十分复杂，特别是一些矿物药的炮制尤为困难。例如，制作二十五味松石丸时要把铁屑放入诃子或水柏枝液中反复煎煮，连续几次煎汁液，再放入装有诃子液的瓷瓶中长时间静置，待铁屑毒性去尽化为泥后方可入药。为了保证藏药珍宝丸的疗效和质量，有些药物从备料、炮制成品往往耗时几个月，甚至一年时间。从这个角度来说，藏药珍宝丸亦是极其珍贵难得。

藏药中的珍宝类药物，分为不溶性和可溶性两类。不溶性珍宝类药物主要有金刚石、蓝宝石、翡翠、水晶、珊瑚、红玛瑙、珍珠等42种；可溶性珍宝类有金、银、青铜、黄铜、锡、锌等15种。如可溶性珍宝类药物中的金，在二十五味松石丸和二十五味珍珠丸中，其中有一味药叫佐太，它的炼制是将黄金烧成灰入药，需经50多个程序花50多天才能完成。由此可见，藏药的奇特疗效来之不易，因而被誉为稀世珍品。

正是因为这些珍贵之处，藏药珍宝丸具有了独特的疗效。如二十五味松石丸治疗肝胆疾病，二十五味珍珠丸治疗心脑血管疾病，珍珠七十治疗中风偏瘫，无不是立竿见影，有口皆碑。对于内地人而言，由于他们从来没有吃藏药，对藏药几乎没有抗药性，因此服用藏药后效果更加明显。

图书在版编目（CIP）数据

中医中药里的养生精华／张清华，连汝安主编．—北京：中国社会出版社，2009．2

ISBN 978－7－5087－2523－9

Ⅰ．中…　Ⅱ．①张…②连…　Ⅲ．养生（中医）　Ⅳ．R212

中国版本图书馆 CIP 数据核字（2008）第 211148 号

书　　名： 中医中药里的养生精华
主　　编： 张清华　连汝安
责任编辑： 刘运祥　张英杰

出版发行： 中国社会出版社　邮政编码：100032
通联方法： 北京市西城区二龙路甲 33 号新龙大厦
电　话：（010）66080300　（010）66083600
（010）66085300　（010）66063678
邮购部：（010）66060275　电传：（010）66051713
网　　址： www. shcbs. com. cn
经　　销： 各地新华书店

印刷装订： 中国电影出版社印刷厂
开　　本： 170mm×240mm　1/16
印　　张： 16. 5
字　　数： 195 千字
版　　次： 2009 年 2 月第 1 版
印　　次： 2009 年 2 月第 1 次印刷
定　　价： 29. 00 元